PEPARS

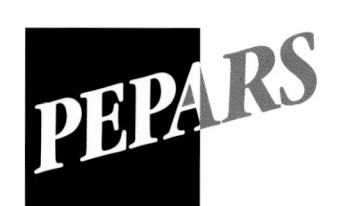

【ペパーズ】
編集企画にあたって…

　超微小血管解剖の解明によって，島状穿通枝皮弁を用いることで，四肢の軟部組織欠損は，低侵襲かつ容易に，一期的に再建できるようになった．指尖欠損ならば digital artery perforator(DAP)flap，手背欠損ならば橈骨動脈穿通枝皮弁(radial artery perforator(RAP)flap)，肘部欠損であれば上腕動脈穿通枝皮弁(BAP flap)，腋窩部欠損であれば胸背動脈穿通枝皮弁(TAP flap)，手背広範伸筋腱欠損であれば島状脂肪筋膜弁(RAP adipofascial flap)，前腕広範腱欠損であれば前外側大腿筋膜皮弁(ALT FC flap)などが適応となる．下肢近位であれば SCIP 皮弁，TFL 穿通枝皮弁，ALT flap，膝であれば逆性 ALT 皮弁，伏在皮弁，下腿であれば前脛骨(後脛骨)穿通枝皮弁，足背であれば 1st MTA perf flap，足底であれば内側足底動脈穿通枝皮弁などが利用されつつある．

　DIEP flap，ALT flap，GAP flap などの典型的な遊離穿通枝皮弁は，1997 年のゲント国際穿通枝皮弁講習会以降，急速に海外で広まった．四肢の穿通枝皮弁普及のきっかけは，1999 年の国際穿通枝皮弁講習会(ミュンヘン)であった．この時筆者が欧米で初めて下腿難治性潰瘍に対する島状後脛骨穿通枝皮弁のライブ手術を行った．その後この講習会に参加していた TC Teo(ロンドン)，Marco Innocenti(フローレンス)ら若手再建外科医が欧州で広めていった．通常の穿通枝皮弁は，2000 年代にはヨーロッパからアメリカで popular になり，現在では全身のほとんど多くの欠損に対して穿通枝皮弁が第一適応とされている．しかし四肢の島状穿通枝皮弁に関しては，現時点でも海外では popular とは言えない．今後が期待される．

　筆者の中ではすでに穿通枝の定義が変わりつつある．指動脈穿通枝皮弁(DAP flap)のように皮弁の血管茎が従来の 0.8 mm から 0.3 mm でも十分生着することがわかりつつある．5 年後には毛細動脈穿通枝皮弁(capillary perforator flap)が出現しており，さらに定義の見直しが必要であろう．いずれにしても，この分野は今後もわが国が最先端を発信し続けるであろう．

　今回の特集の特徴は，四肢穿通枝皮弁の最先端に触れたつもりである．同時に過去の本邦でのこの分野の代表的主導者 2 人にそれぞれの歩んだ真の歴史を振り返ってもらった．また，筆者の見解であるが，今後は邦文医学雑誌も国際化を目指すべきであろう．穿通枝皮弁に関する新手術術式は本邦から発信され続け，現在でも進化を遂げつつある．本特集号は現時点で世界の最先端の内容と考えられる．このため外国人にも理解できるように，図説に邦文とその英訳文を併記した．今後の我が国の医学雑誌のあるべき姿の先駆けとなるのではないだろうか．本書が海外の形成外科医のみならず整形外科医，皮膚科医，血管外科医などにも利用されることを期待している．

2014 年 10 月 15 日
2014 アメリカ形成外科学会(シカゴ)　マリニアック記念招待講演 "穿通枝皮弁の進化とスーパーマイクロサージャリー" を終えて帰国途上，シカゴ・オヘア空港にて

光嶋　勲

KEY WORDS INDEX

和文

― あ・か 行 ―

足内側皮弁 49
外側腓腹動脈穿通枝皮弁 71
拡大皮弁 29
下行膝動脈穿通枝皮弁 83
下腿再建 62
カラードップラ 20
筋内穿通枝 1
筋内穿通枝皮弁 71
頚部 42
血管解剖 49
肩甲帯部 42
骨軟部腫瘍 62

― さ 行 ―

再建 42
脂肪筋膜弁 35
手術 20
深枝 96
スーパードレナージ 29
整容的再建 35
前外側大腿穿通枝皮弁 83
浅枝 96
浅腸骨回旋動脈 96
穿通枝 20
穿通枝皮弁 1,12,29,62,71,96

― た・な 行 ―

大腿筋膜張筋穿通枝皮弁 83
中隔穿通枝 1
超微小外科 1,96
低侵襲 35
手外科 35
橈骨動脈穿通枝皮弁 35
内/外側上膝動脈穿通枝皮弁 83
内側足底動脈穿通枝皮弁 49
内側足底部 49
内側大腿穿通枝皮弁 83
内側腓腹動脈穿通枝皮弁 71
軟部組織欠損 42

― は 行 ―

背側中手動脈穿通枝皮弁 29
瘢痕拘縮 12
微小外科 1
皮膚潰瘍 12
腓腹動脈 71
腓腹動脈穿通枝皮弁 71
皮弁 20
複合組織弁 62
プロペラ皮弁 42
プロペラ皮弁法 12

― ま・や 行 ―

マイクロサージャリー 20
末梢神経 20
毛細穿通枝皮弁 1
有茎穿通枝皮弁 42
有茎皮弁 62
用語 49

欧文

― A～E ―

adipofascial flap 35
anterolatelal thigh perforator flap 83
capillary perforator flap 1
color doppler 20
deep branch 96
descending genicular artery perforator flap 83
dorsal metacarpal artery perforator flap 29
esthetic reconstruction 35
extended flap 29

― F～H ―

flap 20
gastrocnemius perforator-based flap 71
hand surgery 35

― L・M ―

lateral gasrtocnemius perforator flap 71
lateral gastrocnemius perforating artery flap 71
medial gastrocnemius perforator flap 71
medial/lateral superior genicular artery perforator flap 83
medial plantar area 49
medial plantar artery perforator flap 49
medial sural artery perforator flap 71
medial sural MEDIAL GASTROCNEMIUS perforator flap 71
medial thigh perforator flap 83
medialis pedis flap 49
microsurgery 1,20
minimum invasive 35
muscle perforating artery flap 71
muscle perforator 1
musculoskeletal sarcoma 62

― N・P ―

neck 42
pedicled flap 62
pedicled perforator flap 42
perforator 20
perforator flap 1,12,29,62,71,96
peripheral nerve 20
propeller flap 12,42

― R・S ―

radial artery perforator flap 35
reconstruction 42
reconstruction of lower leg 62
scar contracture 12
SCIP 96
SCIP flap 96
septocutaneous perforator 1
shoulder girdle 42
skin ulcer 12
soft tissue defect 42
superdrainage 29
superficial branch 96
supermicrosurgery 1,96
sural arteries 71
sural artery perforator flap 71
surgery 20

― T・V ―

tensor fascia lata perforator flap 83
terminology 49
vascular anatomy 49
vascuralized composite graft 62

WRITERS FILE

ライターズファイル（五十音順）

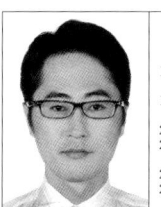

今泉 督
（いまいずみ あつし）
- 1998年 帝京大学卒業
- 1999年 同，第二外科
- 沖縄県立中部病院外科，研修医
- 2001年 東京医科大学形成外科
- 2002年 沖縄県立中部病院外科，研修医
- 2004年 同，形成外科
- 2010年 China Medical University Hospital, Taiwan, マイクロサージャリー・フェロー
- 2011年 沖縄県立中部病院形成外科

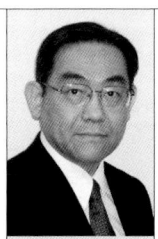

光嶋 勲
（こうしま いさお）
- 1976年 鳥取大学卒業
- 東京女子医科大学一般外科，医療練士
- 1977年 東京大学形成外科，研修医
- 1983年 筑波大学形成外科，講師
- 1990年 川崎医科大学形成外科，助教授
- 1996～97年 ハーバード大学留学
- 2000年 岡山大学形成再建外科，教授
- 2004年～ 東京大学形成外科・美容外科，教授
- 2009～10年 国立シンガポール大学，senior consultant
- 2011年 スタンフォード大学，客員教授
- 2012年～ バルセロナ大学，客員教授

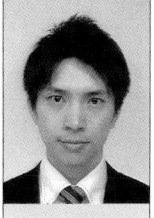

林 明辰
（はやし あきたつ）
- 2010年 順天堂大学医学部卒業
- 国立国際医療研究センター病院，初期研修医
- 2012年 東京大学形成外科入局

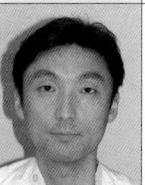

岡田 充弘
（おかだ みつひろ）
- 1996年 大阪市立大学医学部卒業
- 同大学整形外科入局
- 1998年 川崎医科大学形成外科
- 2001年 大阪市立大学整形外科
- 2002年 聖隷浜松病院，手の外科フェロー
- 2003年 大阪市立大学整形外科
- 2006年 Kleinert Institute, USA, クリニカルフェロー
- 2008年 大阪市立大学整形外科，病院講師
- 2011年 同，講師

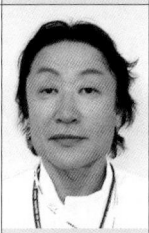

澤泉 雅之
（さわいずみ まさゆき）
- 1986年 東邦大学卒業
- 同大学形成外科入局
- 1988年 札幌医科大学整形外科
- 1989年 東邦大学形成外科，助手
- 癌研究会附属病院整形外科，非常勤嘱託
- 1997年 我孫子東邦病院形成外科，部長
- 2003年 東京手の外科・スポーツ医学研究所
- 2005年 癌研有明病院形成外科，医長
- 2009年 同，部長

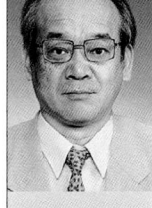

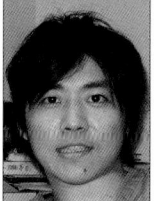

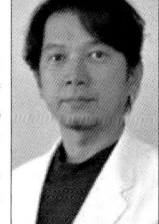

百束 比古
（ひゃくそく ひこ）
- 1975年 日本医科大学卒業
- 1976年 同大学皮膚科入局
- 1978年 同大学第2病院外科にて一般外科学研修
- 1979年 同大学附属病院形成外科，助手
- 1987年 同皮膚科学講座，講師（形成外科学専攻）
- 1990年 同形成外科学講座，助教授
- 1993年 Royal Prince Alfred Hospital (Sydney)形成再建外科，客員教授
- 1995年 日本医科大学形成外科学講座，主任教授
- 1998年 Nan-Fang Hospital (First Military University, Goanzhou)整形外科，客員教授

小野 真平
（おの しんぺい）
- 2004年 日本医科大学医学部卒業
- 同大学付属病院，臨床研修医
- 2006年 同大学形成外科入局
- 2009年 東莞康華医院形成外科（中国）（1か月間）
- 新潟手の外科研究所手外科研修（3か月間）
- 名古屋第二赤十字病院野村形成外科手の外科研修（3か月間）
- 2010年 日本医科大学大学院卒業・医学博士取得
- 同大学形成外科，助教
- ミシガン大学形成外科留学（米国）(Dr. Kevin C Chung)
- 2012年 日本医科大学高度救命救急センター，助教（形成外科班）

高松 聖仁
（たかまつ きよひと）
- 1991年 高知医科大学卒業
- 1991年 大阪市立大学整形外科入局
- 1997年 同大学大学院修了
- 1997年 同上同，助手（大阪社会医療センター出向）
- 1998年 同上同，助手（復職）
- 2001年 同大学，助手（浪速生野病院出向）
- 2008年 同大学，講師（復職）
- 2011年 大阪市立総合医療センター整形外科，副部長
- 2014年 淀川キリスト教病院整形外科，部長
- 大阪市立大学医学部，臨床教授

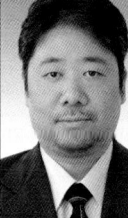

山下 修二
（やました しゅうじ）
- 2001年 岡山大学卒業
- 同大学形成外科入局
- 2003年 同大学形成外科
- 2004年 自治医科大学分子病態治療研究センター臓器置換研究部
- 2005年 岡山大学形成外科
- 2010年 岡山済生会総合病院形成外科
- 2011年 米国テキサス大学 M.D. Anderson Cancer Center 形成外科
- 2012年 岡山済生会総合病院形成外科

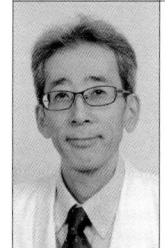

柏 克彦
（かしわ かつひこ）
- 1984年 岩手医科大学卒業
- 同大学形成外科学講座入局
- 1988年 岩手県立釜石病院形成外科
- 1990年 岩手県立磐井病院形成外科
- 1992年 岩手医科大学形成外科，助手
- 1993年 岩手県立磐井病院形成外科
- 1995年 岩手医科大学形成外科，講師
- 1997年 国立がんセンター東病院頭頚科（研修）
- 2002年 岩手県立磐井病院形成外科
- 2003年 岩手医科大学形成外科，助教授（准教授）
- 2010年 同，特任教授

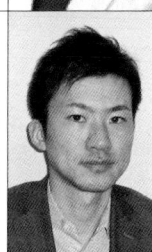

田代 絢亮
（たしろ けんすけ）
- 2009年 東京大学医学部医学科卒業
- 2011年 同大学形成外科入局
- 2013年 同，助教

前付 3

CONTENTS 有茎穿通枝皮弁による四肢の再建

編集◆／東京大学教授　光嶋　勲

穿通枝皮弁の概念・歴史・変遷……………………………………………光嶋　　勲ほか　1
  穿通枝皮弁の概念は1985年頃に本邦で開発され，ALT皮弁(1984)，DIEP皮弁(1989)，GAP皮弁(1993)，TAP皮弁(1995)などによって頭頸部や四肢，乳房再建法などが大きく変化してきた．

有茎穿通枝皮弁としてのプロペラ皮弁の歴史，定義，発展……………百束　比古ほか　12
  有茎穿通枝皮弁には種々の移植法があるが，穿通枝を軸として皮弁をプロペラ型に回転させて皮膚欠損部を被覆する方法がプロペラ皮弁法である．その歴史，定義，発展について詳述する．

手・上肢

指動脈穿通枝皮弁(DAP flap)
―カラードップラを用いた穿通枝の検索と皮弁のデザイン―……………高松　聖仁ほか　20
  カラードップラを用いた指動脈穿通枝の検索についてその実際の方法を詳細に述べた．また被覆すべき皮膚・軟部組織欠損部位ごとに，挙上する皮弁・脂肪弁のデザインをわかりやすく図示した．

背側中手動脈穿通枝皮弁(Dorsal metacarpal artery perforator flap；DMAP flap)…山下　修二　29
  背側中手動脈穿通枝皮弁の適応と限界，そしてその拡大皮弁の可能性について記載した．

橈骨動脈穿通枝皮弁を用いた手指再建(RAP flap for hand reconstruction)………林　明辰ほか　35
  橈骨動脈穿通枝皮弁は，橈骨動脈本幹を犠牲にすることなく欠損部の状態に応じて前腕の皮膚や皮下組織，筋膜を移植することができる．手外科分野において有用な皮弁である．

穿通枝皮弁を用いた頸部・肩甲帯の再建
(Reconstruction of neck and shoulder girdle with pedicled perforator flap)………岡田　充弘　42
  頸部および肩甲帯部の軟部組織欠損における，内胸動脈と胸肩峰動脈と胸背動脈を血管茎とする有茎穿通枝皮弁を利用した再建方法を詳述する．

◆編集顧問／栗原邦弘　中島龍夫
◆編集主幹／百束比古　光嶋　勲　上田晃一

【ペパーズ】
PEPARS No.95/2014.11◆目次

足・下肢

内側足底部の穿通枝皮弁(Perforator flaps of the medial plantar area) ……………今泉　　督　49
> 様々な名称が用いられている内側足底動脈系の解剖と名称を整理した．内側足底部を利用した穿通枝皮弁の有茎皮弁としての限界と遊離皮弁として手指掌側の再建に用いた場合の有用性を示した．

後脛骨動脈穿通枝皮弁(PTAp flap)………………………………………澤泉　雅之ほか　62
> 下腿に有茎皮弁を計画し安全に行うには，皮弁作成に必要な血管解剖などの基礎的事項に加え，皮弁移動法の原理，採取部の犠牲についての理解が不可欠である．

腓腹動脈穿通枝皮弁(SAP flap)……………………………………………柏　克彦ほか　71
> 腓腹動静脈を主栄養血管とする腓腹動脈穿通枝皮弁は，有茎・遊離皮弁として各種再建に有用であり，解剖学的理解を深めることでより安全な利用が可能となる．

大腿前面の有茎穿通枝皮弁(Pedicled perforator flaps on anterior thigh) …………小野　真平ほか　83
> 大腿前面は 4 系統（①総―浅大腿動脈，②大腿深動脈，③下行膝動脈，④上膝動脈）で栄養される．有茎穿通枝皮弁として用いる場合，①，②は鼠径～下腹部，③，④は膝～下腿近位部の再建に有用である．

浅腸骨回旋動脈穿通枝皮弁(SCIP flap)**を用いた各種再建法** ……………田代　絢亮ほか　96
> SCIP flap は解剖学的変異への対応が必須の皮弁であり，微小解剖を確実に理解することがこの皮弁の成功に重要である．また，この皮弁はその適応や技術的難度など，他の穿通枝皮弁とは異なる点が多い．

　　ライターズファイル……………………………前付 3
　　Key words index………………………………前付 2
　　PEPARS　バックナンバー一覧 ………………105
　　PEPARS　次号予告 ……………………………106

「PEPARS®」とは Perspective Essential Plastic Aesthetic Reconstructive Surgery の頭文字より構成される造語．

長い伝統を誇る新潟大学グループの実績に裏打ちされた
ビジュアルな実践書。

TEXTBOOK of HAND SURGERY 2ND EDITION

編集
斎藤英彦　吉津孝衛　牧　裕　金谷文則

手外科診療ハンドブック

改訂第2版

前身『手の外科診療ハンドブック』を刷新するとともに，橈骨遠位端骨折や腫瘍性疾患，外傷後遺症・麻痺手の機能再建といった患者のQOLに直結するリハビリテーション関連項目を新設・拡充した．豊富な機能解剖シェーマや症例写真が収載された，診療現場で頼りになる一冊．

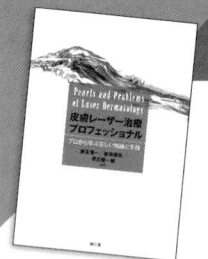

■B5判・478頁　2014.2.
ISBN978-4-524-25301-2
定価（本体12,000円＋税）

皮膚レーザー治療プロフェッショナル

プロから学ぶ正しい知識と手技

【編集】渡辺晋一／岩崎泰政／葛西健一郎

■B5判・260頁　2013.10.
ISBN978-4-524-26385-1
定価（本体12,000円＋税）

序文（一部中略）

　私は10年近く前から，タイのバンコクで，中東を含む東南アジアの医者約30名にレーザ治療と美容皮膚科の講義を年間20時間ほど行っている．東南アジアの皮膚科治療は欧米と同じで，日本より進んでいるが（日本の皮膚科治療は東南アジアより劣っている！），レーザー治療となると日本と似たり寄ったりで，レーザー治療の講義はもっぱらメーカー頼みということである．つまりメーカーが原稿を作成し，講演料をもらった医師が講演するという構図である．そのため，その講演内容は販売促進の宣伝を目的としたもので，必ずしも証拠に基づいたレーザー治療（evidence based laser therapy：EBL）ではない．
　以前から販売促進を目的とした講演はさまざまな分野で行われており，最近になってようやく，ある降圧薬の臨床研究の捏造論文が話題となり，学会で作成したガイドラインにも疑惑の目が向けられるようになったが，皮膚科も例外ではない．とくにレーザー治療では経験がない医師の方が圧倒的に多いので，これらの宣伝文句を批判的に検証できる医師は皆無に等しい．（中略）　今後さらなるエビデンスの集積により，変更を余儀なくされる可能性はあるが，現時点ではもっともエビデンスに基づいたレーザー治療の解説書になっている．この本により証拠に基づいた医療（evidence based medicine：EBM）とは何かを実感していただければ，望外の喜びである．

2013年10月
編者代表　渡辺晋一

南江堂　〒113-8410　東京都文京区本郷三丁目42-6（営業）TEL 03-3811-7239　FAX 03-3811-7230

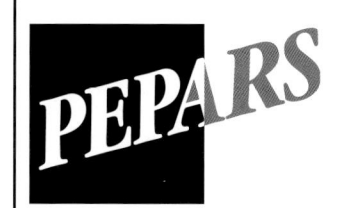

◆特集／有茎穿通枝皮弁による四肢の再建
穿通枝皮弁の概念・歴史・変遷

光嶋　勲[*1]　田代絢亮[*2]　山本　匠[*3]
成島三長[*4]　飯田拓也[*5]

Key Words：穿通枝皮弁(perforator flap)，中隔穿通枝(septocutaneous perforator)，筋内穿通枝(muscle perforator)，微小外科(microsurgery)，超微小外科(supermicrosurgery)，毛細穿通枝皮弁(capillary perforator flap)

Abstract　1985年ごろから，光嶋らはALT皮弁の生着範囲の広さとその応用範囲の広さとに注目し，それまでのすべての皮弁の中で本皮弁を頭頸部再建の第1適応とした．2002年以後，この皮弁は台湾，アメリカでも頭頸部再建の第1選択となった．ALT皮弁から明らかになった筋内穿通枝や筋間中隔穿通枝といった穿通血管の解剖学的特徴からKoshimaらは，DIEP皮弁を開発し，舌再建例と大腿部広範囲欠損の再建例を報告した(1989年)．これらの穿通枝皮弁は，当初本邦では広まらなかったが，1997年ゲントで開催された第1回国際穿通枝皮弁live講習会以後世界に広まった．現在ではGAP皮弁による仙骨部褥瘡の治療，DIEP皮弁による乳房再建，ALT皮弁による頭頸部再建，flow-through型ALT皮弁による四肢再建，橈骨動脈穿通枝皮弁による手背再建，内側足底穿通枝皮弁による指掌側再建などが確立され，後脛骨動脈穿通枝皮弁，SCIP皮弁，TAP皮弁などが広まりつつある．また，遊離皮弁の穿通枝を穿通枝に吻合するperforator-to-perforator flapも報告され，1 mm以下の超微小血管吻合の重要性や0.3 mm以下の毛細穿通枝皮弁も注目されている．

はじめに

1985年ごろ，極小(0.8～0.3 mm)の血管茎1本のみで大径(3～1 mm)の血管茎で栄養される皮弁と同程度の面積が生着可能なことが判明した．その結果，1990年以後それまでの大きな筋皮弁が筋膜レベルの細い血管茎で栄養され始め(例えば腹直筋皮弁と深下腹壁穿通枝皮弁DIEP flap[1]，広背筋皮弁と胸背動脈穿通枝皮弁TAP flap[2,3]，橈側前腕皮弁と橈骨動脈穿通枝皮弁RAp flap[4,5]，大臀筋皮弁と大臀筋穿通枝皮弁[6]など)，極小の動静脈を茎とする新しい穿通枝皮弁が身体のあらゆる部位に作成されることが判明した．これらの皮弁はドナーの犠牲を機能的かつ整容的に最小にでき，どこからでも採取でき，それまでの皮弁の選択基準が大きく変わった．さらに，1980年ごろからそれまでの通常の微小血管(直径1 mm以上)吻合を行うmicrosurgeryに対し，supermicrosurgery(超微小外科；0.8～0.3 mmの超微小血管吻合)の導入による超微小血管や単一の神経束の吻合が可能となった．これに伴い穿通動静脈(perforator；直径0.8～0.5 mm)の吻合がなされ始め，本邦から発信されたにもかかわらずむしろ欧米において新しい概念,術式として注目を浴びてきた．その背景として1997年から毎年開催されてきた国際穿通枝皮弁講習会において皮弁に関する命名，定義などが提案され，それが世界中に広まっていった．過去30年間，多くの新しい穿通枝皮弁が臨床的に実用化され，穿通枝皮弁に関連してsupermicrosurgeryを用いた新しい再建術が開発され続けてきた．本稿では代表的な穿通枝皮弁の開発の歴史とともに，これまでの概念の変遷，今

[*1] Isao KOSHIMA，〒113-8655　東京都文京区本郷7-3-1　東京大学医学部形成外科，教授
[*2] Kensuke TASHIRO，同，助教
[*3] Takumi YAMAMOTO，同，助教
[*4] Mitsunaga NARUSHIMA，同，特任講師
[*5] Takuya IIDA，同，特任講師

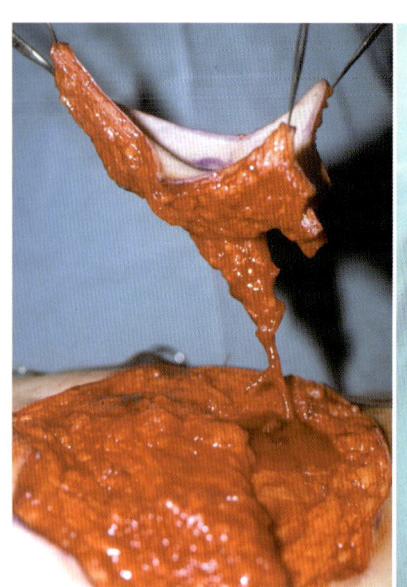

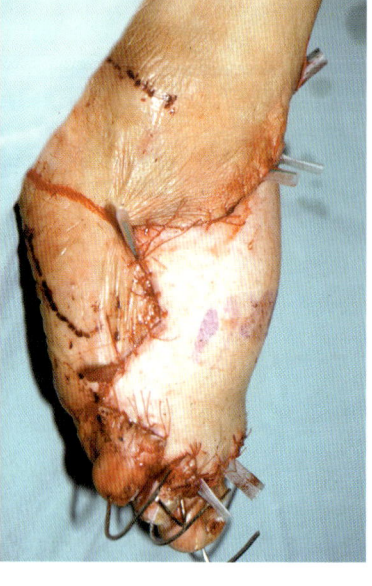

図 1.
世界初の遊離 DIEP 皮弁例
(執刀 1987.12.25)
(Koshima, I., et al.：J Reconstr Microsurg. 7：313-316, 1991. より引用)
(The first success of free thin DIEP flap (operated December 25, 1987))

後の展望などに関しても述べる．

穿通枝皮弁の概念の台頭

Pontén(1981)，西條(1985)，Cormack(1984)，中嶋(1986)，丸山らは筋膜皮弁における深筋膜血行の重要性を指摘し，1980～90年頃には筋膜皮弁全盛時代があった．1985年ごろの筋膜皮弁全盛時，筆者らは前外側大腿(ALT)皮弁を経験し新知見を発見した．筋肉内の穿通血管から筋肉，筋膜などの余分な組織を除き，皮膚と脂肪と穿通血管のみで栄養される皮弁でもその生着範囲は従来の筋皮弁，筋膜皮弁とほとんど同じであった．それを新概念として，腹直筋穿通枝皮弁(深下腹壁動脈穿通枝皮弁，deep inferior epigastric perforator flap；DIEP flap[1])を開発し(1987年)，穿通枝皮弁(当初 perforator-based flap，その後 perforator flap)と命名し，報告した．この皮弁の概念は当時ほとんどの人に信用されずアメリカ形成外科学会誌で受理されず，発表から数年遅れて1989年に英国形成外科学会誌に初めて誌上掲載された．それ以後，筆者は皮弁血行に筋や筋膜は不要であることを強調し，筋(筋膜)皮弁に対する新しい穿通枝皮弁の概念を臨床例で報告し続けた(図1)．これに伴い，1990年以後は皮弁における深筋膜血行の重要性は疑問視され筋膜皮弁から穿通枝皮弁が普及していった．

筆者らの報告に先立ちすでに報告されていた1983年の Yoshimura らの遊離腓骨動脈穿通枝皮弁[7]，1984年の Song らの前大腿皮弁[8]なども，結果的には穿通枝皮弁であった．1985年，新井らもサーモグラフィにより穿通枝の位置を確認できることを報告し，Pennington らも腹直筋穿通枝を茎とする遊離腹壁脂肪弁による顔面半側萎縮症の再建を行っていた．Taylor らも腹直筋皮弁が穿通枝皮弁とできることを解剖学的に指摘していた[9]．しかし，いずれも穿通枝単独の皮弁血行への寄与の重要性を強調したものではなかった．

ALT 皮弁の歴史

穿通枝皮弁の最初の報告とされている DIEP 皮弁[1]は，もともと ALT 皮弁から明らかになった筋内穿通枝や筋間中隔穿通枝といった穿通血管の解剖学的特徴から開発されたものであった．

1984年，中国の Song らによって報告された ALT 皮弁[8]は，本邦では直ちに臨床応用が開始され，1985年の形成外科学会総会にて，光嶋(筑波大学)と梶山(東京警察病院)らによってその有用性について報告された(図2)．当初，この皮弁は筋間中隔穿通枝皮弁として報告がなされた．しかし，その後，筋間中隔穿通枝の型をとるものは比較的少なく，外側広筋の筋内穿通枝であることが多く，その穿通枝の走行位置がかなり末梢の大腿中央部にあるとか，外側大腿回旋動脈の下行枝から分岐した穿通枝が筋間中隔を穿通することもあ

図 2.
世界初の ALT 皮弁による頭頸部再建例(執刀 1985.9.27)
この後，ALT 皮弁の頭頸部再建が確立された．
(光嶋 勲ほか:日形会誌.6:260-267, 1986. より引用)
(The first success of ALT flap in head neck reconstruction. (Operated on sept 27, 1985.) (Koshima, I. : Journal of the Jap Socie Plast Reconstr Surg 6 : 260-267, 1986.) After this success, ALT flap reconstruction was established in head and neck region.)

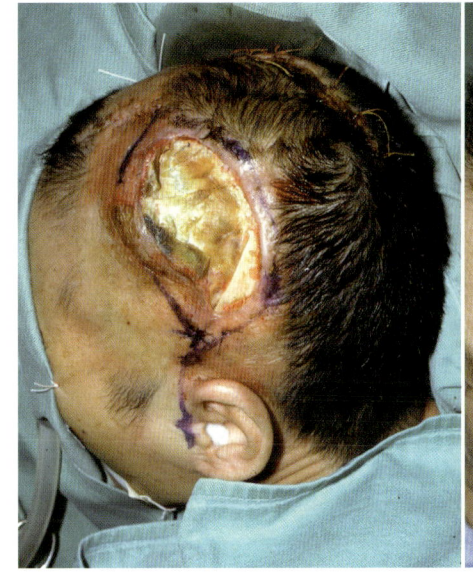

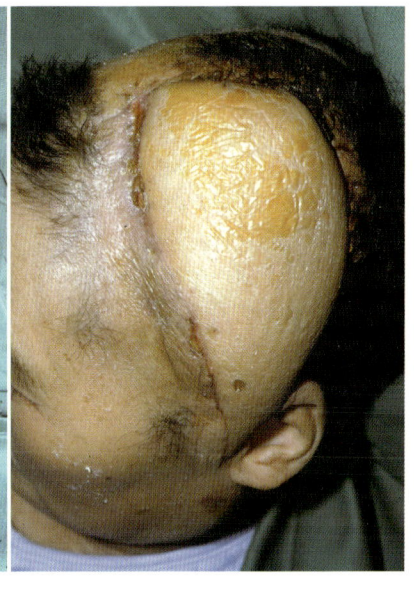

ることが報告された．また，外側下行枝が欠損する例では，内側下行枝からの穿通枝が内側の筋間中隔を穿通し，前内側大腿(AMT)皮弁に変更する必要があるといった解剖学的変異が多いことも報告された．このように，それまでの遊離(筋)皮弁と異なり本皮弁の穿通枝は解剖学的な変異が多く，筋肉内穿通枝の剝離が当時は技術的に極めて困難であった．1988 年 Xu ら[10]，1989 年以後筆者らは ALT 皮弁の anatomy を述べ[11]，臨床的な応用法を多くの英語論文で発表したが，本皮弁はその後 15 年間中国を含め海外でも使用されることはなかった．

ALT 皮弁による頭頸部再建法の確立と世界的な流行

1985 年ごろから，筆者は皮弁の生着範囲の広さとその応用範囲の広さとに注目し，それまでのすべての皮弁の中で本皮弁を頭頸部再建の第 1 適応とした．頭頸部腫瘍切除と同時に大腿部からの皮弁の挙上ができるのも大きな利点であった．筆者らによって報告されたのは，下顎部全層欠損例に対して血管柄付き腸骨移植片を加えた ALT 皮弁再建(1989)，一期的に除脂肪術を加えて非常に薄くした ALT 皮弁(free thin ALT flap, 1993 年)の頭頸部再建での有用性，広範な骨軟部組織欠損例に対する 3 次元的な形態と機能の動的再建を目的

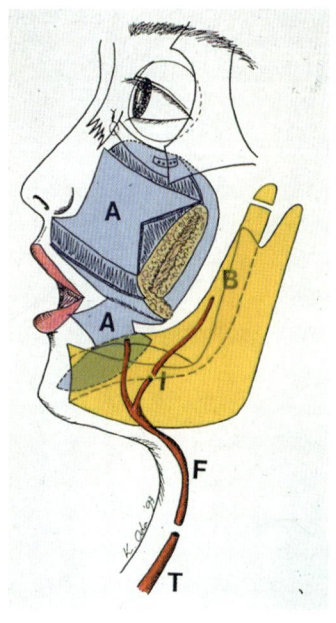

図 3．ALT 皮弁を用いたキメラ型合併移植のシェーマ
(Koshima, I., et al. : Plast Reconstr Surg. 92 : 411-420, 1993.)
(ALT chimeric combined flap)

としたキメラ型合併組織移植術(chimeric flap, 1993，図 3[12])であった．1996 年，DIEP flap の普及を目的にベルギーのゲント大学において国際穿通枝皮弁講習会が行われた(図 4，5)．約 100 名のヨーロッパを中心とした参加者が集まり，ライブオペで遊離 ALT 皮弁が供覧され，屍体を用いた皮弁の挙上実習もなされた．これをきっかけに

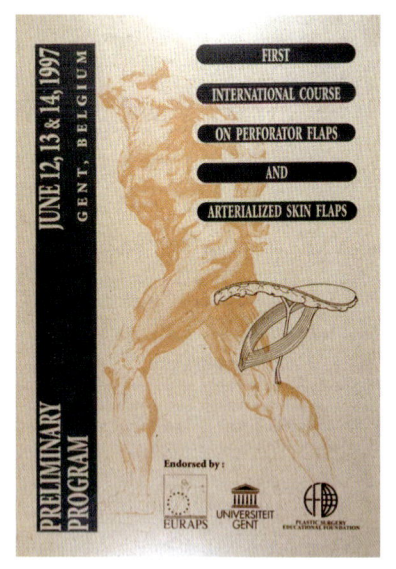

図 4. 第 1 回穿通枝皮弁と静脈皮弁国際講習会(1997 年 6 月,ベルギー・ゲント大学)予告プログラムの表紙.今は亡き Show 教授(UCLA)も参加された.
(Broucher for announcement on The First International Course on Perforator Flaps and Venous Flaps(June 1997, Gent University))

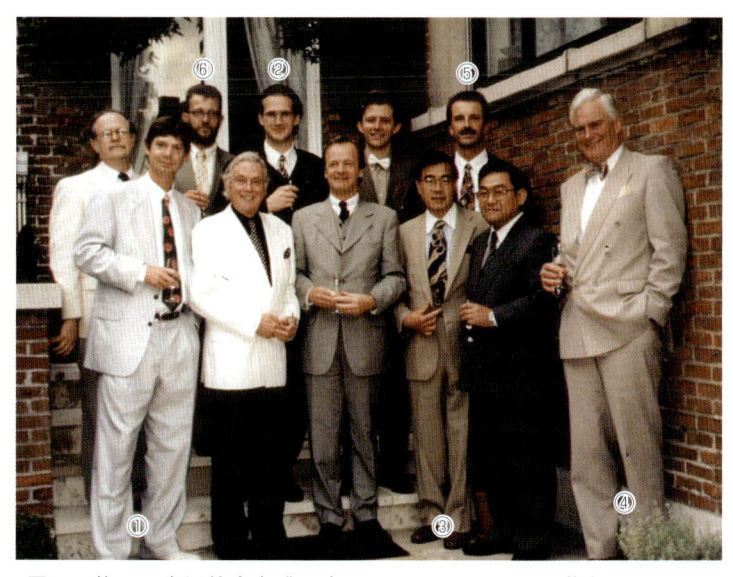

図 5. 第 1 回穿通枝皮弁講習会の Faculty member. 若き日の Allen(USA)①, Blondeel(ベルギー)②, Show(UCLA)③, Webster(スコットランド)④, Monstrey(ベルギー)⑤, Konraad(ベルギー)⑥らが参加し,ライブ手術を行った(1997 年 6 月,ベルギー・ゲント大学).
(The first International Course on Perforator Flaps. Faculty members, young age of prof. Allen(USA) ①, Blondeel(Belgium) ②, Show(UCLA) ③, Webster(Scotland) ④, Monstrey(Belgium) ⑤, Konraad(Belgium) ⑥ et al., started live surgery (June 1997, Gent University) . Defunct big Prof Show(UCLA) ③ also participated.)

ALT flap は世界中に広まっていった.その後 1997 年 Kimata らによって ALT 皮弁の頭頸部再建の有用性が再確認され,穿通枝の解剖学的なバリエーションとそれに基づいた幅広い有用性,さらに donor の合併症,超薄層皮弁としての応用(Kimura)についても追加報告された.さらに,下顎の全層欠損創に対して腓骨移植片を加えたキメラ型合併組織移植の有効性が報告された(Ao, Koshima).台北の Wei は,2001 年から国際穿通枝皮弁講習会のメンバーとなり,ALT 皮弁に精通し,これ以後,Wei によって多くの英語論文で ALT 皮弁の頭頸部再建への有用性が報告された.2000 年以後 Yu(アンダーソン癌センター),Gottlieb(シカゴ大学)らによって本皮弁による頭頸部再建がなされ,その後頭頸部再建の第一選択皮弁となっていった.

ALT 皮弁による四肢再建法

ALT 皮弁は 1990 年代中頃から四肢の再建に用いられ始め,flow-through 型皮弁を用いればそれまで治療が難しかった虚血性の下肢難治性潰瘍の再建なども高い成功率で再建可能であることがわかった(図 6).また四肢の癌切除後の血行障害を伴う広範な軟部組織の再建に関しても,この皮弁を用いることによってキメラ型合併組織移植を行えば機能と形態の両方の再建が比較的容易に可能であることが判明した.頭頸部再建におけるキメラ型移植[12]が四肢の再建にも応用されたと言える.現在では四肢組織欠損に対する再建材の第一選択としてこの皮弁が用いられている.

DIEP flap の歴史

1980 年代後半この皮弁は光嶋によって主に頭頸部や下肢再建に用いられていた[1].1990 年代,Allen(New Orleans)は乳房再建に用い,それまでの腹直筋皮弁に比べ低侵襲でありその有用性を確信していた.しかし本邦と同様,欧米でもこの皮弁は挙上が極めて難しいため全く用いられることはなかった.1997 年の第 1 回ゲント穿通枝皮弁国際講習会においてこの皮弁が乳房再建のライブ手

図 6.
Flow-through 型 ALT 皮弁の発表
(Koshima, I., et al.: Plast Reconstr Surg. 95: 252-260, 1995.)
(First description on flow-through type ALT flap)

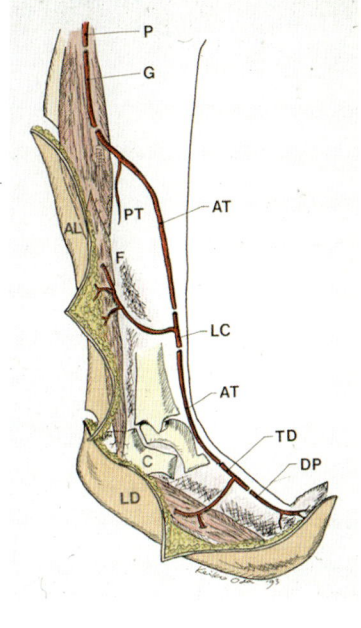

術で供覧されてからこの会の参加者によって欧米で爆発的に使用されるようになった．現在では乳房再建の第一選択皮弁として多用されている．

TAP flap の歴史

1995 年，Angrigiani（ブエノスアイレス）は広背筋の筋肉内穿通枝のみを血管茎とする胸背動脈穿通枝皮弁を発表した[2]．この皮弁はその後ソウルの Kim, Mun らによって thin flap として四肢の再建に適することが報告された．1999 年，Koshima らは胸背動脈中枢側から分岐する極めて細い筋間中隔毛細穿通枝で比較的大きな TAPcp (thoracodorsal artery capillary perforator) flap が挙上できることを報告した[3)13)]．前者の皮弁は側臥位で採取するのに対し後者は仰臥位で採取ができ体位変換不要で，flow-through 皮弁とできる利点がある．今後は後者が多く使われる可能性がある．

穿通枝皮弁のその後の開発

DIEP flap，ALT flap の後，後脛骨動脈穿通枝皮弁(1991[14)15)])，GAP 皮弁による仙骨部褥瘡の治療(1993[6)])(図 7)，flow-through 型前外側大腿皮弁(1995[16)])(図 6)，橈骨動脈穿通枝皮弁[4)5)]，内側足底穿通枝皮弁(2001[17)])，大腿筋膜張筋穿通枝皮弁(2001[18)])，浅腸骨回旋動脈穿通枝皮弁(2004[19)])などが報告されてきた．また，遊離皮弁の穿通枝を穿通枝に吻合する perforator-to-perforator flap も報告され，それまで無意味と思われていた 1 mm 以下の超微小血管吻合(supermicrosurgery)の重要性が示された．

穿通枝皮弁の概念の確立と論争

1980 年代中ごろまで，筋皮弁・筋膜皮弁においてはその皮弁の血行は筋とか筋膜血行に依存するため，臨床応用にあたっては筋・筋膜を皮弁に含めることが常識とされていた．しかし，筆者は

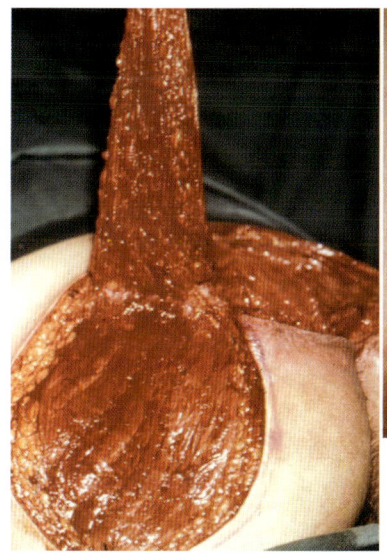

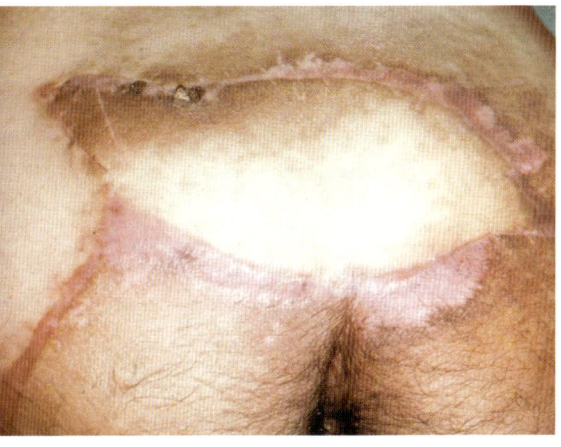

図 7.
大殿筋穿通枝皮弁の最初の発表例(執刀 1999.1.25)
(Koshima, I., et al.: Plast Reconstr Surg. 91: 678-683, 1993.).
(First successful case of gluteus maximus muscle perforator flap)

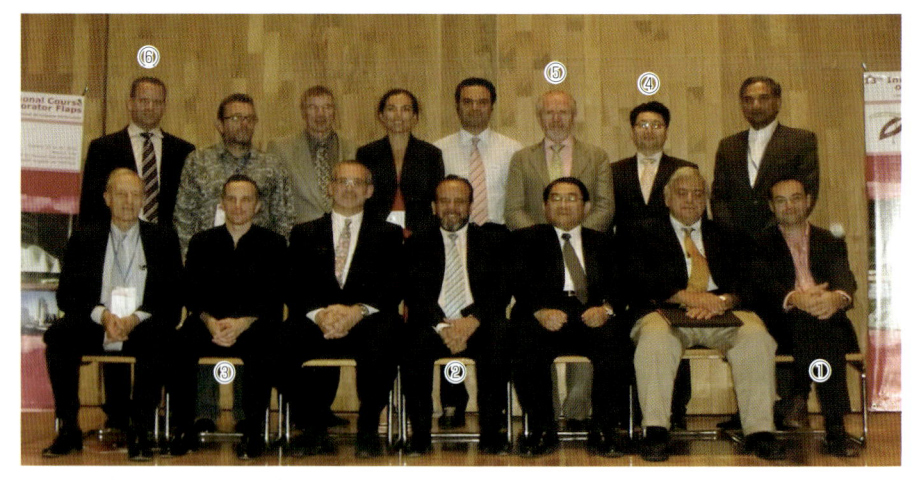

図 8. 第13回穿通枝皮弁講習会(2010年10月,メキシコシティー).Masia(バルセロナ)①,Santamaria(メキシコシティー)②,Saint Cryr(メイヨー)③,Hong(ソウル)④,Neligan(USA)⑤,Mardini(メイヨー)⑥らが新たにメンバーに加わっている.

(13th International Course on Perforator Flaps(2010 Oct, Mexico City). Prof. Masia(Barcelona) ①, Saint Cryr(Mayo)③, Santamaria(Mexico City)②, Hong(Seoul)④, Neligan(USA)⑤, Mardini (Mayo)⑥ have newly joined members.)

1980年代の筋膜皮弁全盛時期に筋膜皮弁は筋膜血行よりもむしろ穿通動脈が重要であることを知り,筋膜を含めることはさほど意味のないことを主張した.同時に,筋を穿通する単一の細い皮枝(直径 0.5 mm 程度)のみでも大きな遊離皮弁が生着することを知った.つまり,現在用いられている筋肉皮弁,筋膜皮弁から筋体や筋膜を切除しても筋皮弁・筋膜皮弁と同様な大きな皮弁が生着することを知った.そのような皮弁はそれまでの筋皮弁,筋膜皮弁,direct cutaneous artery flap とは区別されるべきであると考え,筋膜・筋肉血行を持たない皮弁をあえて"穿通枝皮弁(perforator flap)"と命名し,その意義を多くの英語論文で発表し続けた.しかし,その定義をめぐって混乱が生じたため,2001年9月のゲント国際穿通枝皮弁講習会にて本皮弁の定義に関して concensus meeting が開かれ,"筋膜または筋を含めず皮膚と脂肪から構成され,1または数本の穿通枝によって栄養される新しい皮弁"ということで意見の統一が図られた(穿通枝皮弁用語統一委員会,ゲント)[20].さらなる論争の焦点は,2001年のゲント講習会で激論された.それは,Blondeel & Wei の主張する"穿通枝皮弁は筋内穿通枝(musculocutaneous perforator;MCp)で栄養される皮弁のみとすべき"という意見と,光嶋の主張する"筋間中隔穿通枝(septocutaneous perforator;SCp)で栄養されるものも穿通枝皮弁とすべき"という意見の対立であった[21].この討論に関しては,その翌年,Koshima & Taylor の主張する MCp も SCp も穿通枝皮弁の茎とすべきであるという意見に落ち着いた(2002年6月,国際マイクロ学会,台北;2002年9月,穿通枝皮弁講習会,台北).穿通枝皮弁の概念に関しては,このように光嶋が発表した当初の概念に対し異論もあったが,2002年9月の台北の穿通枝皮弁講習会以後,ほぼ国際的な統一見解が確立され,"perforator flap"は新しい皮弁としてほぼ定着した.この講習会は現在でも年に1回続いており穿通枝皮弁に関する新知見と意見の統一化がなされ世界に発信されている(図8).昨年(2013年)はニューヨーク州立大学でライブ講習会がなされた(図9).

穿通枝の名称による皮弁の分類

穿通動静脈の多くは皮神経と伴走し,皮膚のみでなく神経の栄養血管となることが多いので,別名で神経皮弁(neuroskin または neurocutaneous flap)などとも呼ばれる[22][23].これらの穿通血管は全身の至るところに存在するがその分布の解剖学

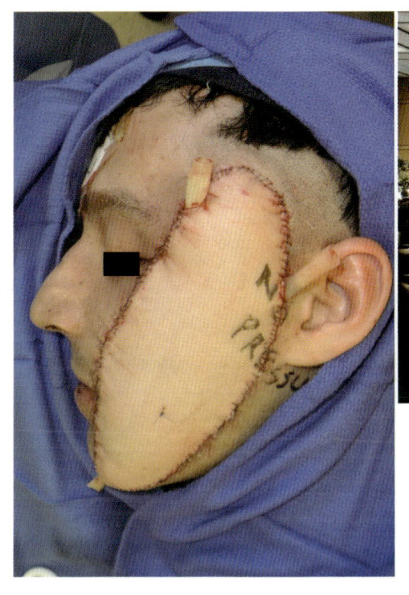

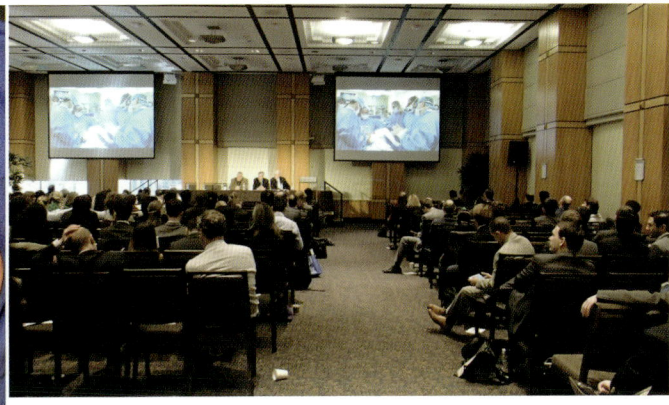

図 9.
第 15 回穿通枝皮弁講習会(2013 年 11 月,ニューヨーク州立大学)
 a:TAPcp flap を用いたライブ症例(光嶋)
 b:ライブ手術中継
(15th International Course on Perforator Flaps (2013 Nov, The New York University). a : live surgery using TAPcp flap by Koshima. b : auditorium detecting live surgery.)

的特徴から,穿通枝皮弁は(1)筋内穿通枝皮弁,(2)筋間中隔穿通枝皮弁,(3)腱間穿通動脈皮弁,(4)骨・軟骨膜間穿通枝皮弁,(5)これらに属さない direct cutaneous artery flap などに分類されるとされてきた.しかし,direct cutaneous artery でもさらに細い capillary perforator(0.3 mm 以下)を有し,その 1 本が皮弁の茎となり得ることが判明し,(5)は毛細穿通枝皮弁(capillary perforator flap)とされつつある.

(1) **muscle perforating artery flap(筋内穿通枝皮弁;MCp flap)**:筋内を穿通して皮膚に入る動静脈のみを茎とするもので,従来の筋皮弁のほとんどが本皮弁とできる(大臀筋穿通枝皮弁,深下腹壁穿通枝皮弁または傍臍穿通枝皮弁,胸背動脈穿通枝皮弁,前大腿皮弁など).

(2) **septocutaneous perforator flap(筋間中隔穿通枝皮弁;SCp flap)**:筋間中隔を上行して皮膚に入る動静脈を茎とするもので主に四肢に作成でき,皮神経の伴走動静脈であることが多い(一部の前大腿皮弁,前・後脛骨皮弁など).

(3) **intertendinous perforator flap(腱間穿通動脈皮弁;ITp flap)**:四肢の末梢部で腱間部を穿通する動静脈を茎とするもの(橈骨動脈穿通枝皮弁,遠位に茎を有する前・後脛骨皮弁など).

(4) **periosteal perforator flap(骨・軟骨膜間穿通枝皮弁;POp flap)**:骨・軟骨膜とその周辺の筋の間の中隔を上行して皮膚に入る動静脈を茎とするもの(後脛骨動脈の脛骨骨膜枝などを茎とする皮弁).

現時点では国際的に(1),(2)が用いられることが多い.

(5) **capillary perforator flap(毛細穿通枝皮弁;CPp flap)**:指動脈穿通枝皮弁(DAP flap),胸背動脈穿通枝皮弁(TAP capillary perforator flap[13],図 10),浅腸骨回旋動脈穿通枝皮弁(SCIP flap[19])などが新しい穿通枝皮弁として利用されつつある.

穿通枝皮弁の概念の変遷

元来,穿通枝とはある程度の大きさ(10×5 cm 程度)の皮弁を生着させるための最小血管茎であった.これまでの穿通枝皮弁の茎は,1 本の比較的太い 0.5 mm 以上の肉眼で識別できるものであった.DAP flap,SCIP flap,TAP flap の出現以来,肉眼で識別しにくい超微小穿通枝(毛細穿通枝;capillary perforator,0.3 mm 以下)で,何本かがクラスターをなし,そのクラスターでそれなりの大きさの皮弁が生着することがわかっている.これまでの比較的太い 1 本の穿通枝を茎とする穿通枝皮弁の定義が変わりつつある(図 10).毛細穿通枝皮弁の概念が広がるにつれ,これまでの穿通枝皮弁がさらに上層の毛細穿通枝のクラス

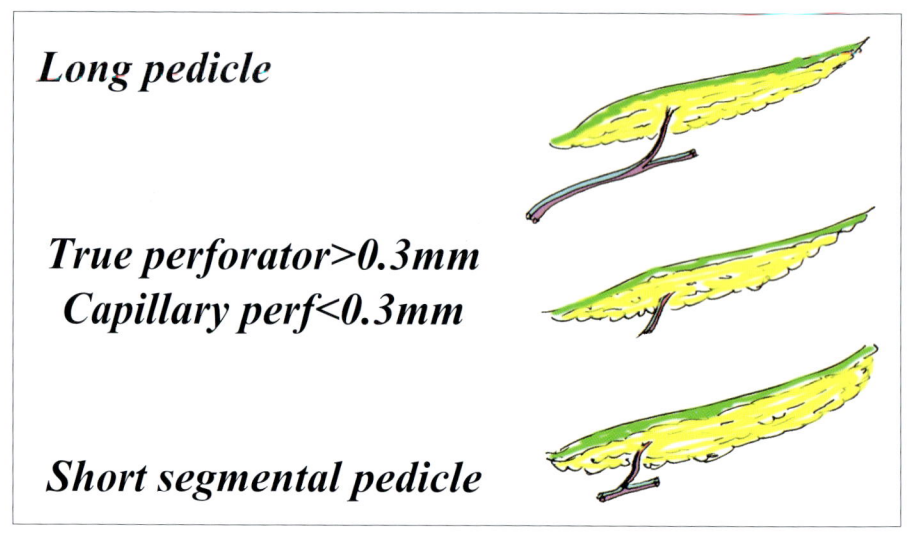

図 10. 遊離穿通枝皮弁の分類
栄養血管の切断レベルは時代とともに短くなっている．これに伴い穿通枝皮弁の概念・定義が変化してきた．
(Classification of free perforator flap. Cutting levels of nutrient vessels are shorter with years. As a result, concepts and definitions of perforator flap have changed.)

ターで生着することになるであろう．

毛細穿通枝皮弁(capillary perforator flap)

これまでに開発された毛細穿通枝皮弁として以下のものがある．

浅腸骨回旋動脈穿通枝皮弁(SCIP flap[19])：浅腸骨回旋動脈の末梢レベルの穿通枝数本で通常の鼠径皮弁と同じ程度の面積(30×20 cm)が生着する．

胸背動脈穿通枝皮弁(TAPcp flap[13])：胸背動脈本幹とその下降枝から派生する毛細穿通枝によって栄養される皮弁であり，これまでの広背筋を穿通する筋枝を茎とする穿通枝皮弁と区別するため TAPcp flap としている．体位変換が不要で仰臥位のまま皮弁を採取でき，胸背神経を温存できる利点がある(図9)．

外側胸動脈穿通枝皮弁(LTAP flap)：外側胸動脈は症例によって変異があるもののリンパ節を栄養する毛細動脈枝が分岐する．これを茎とする穿通枝皮弁は腋窩部の再建に有用である．また正常なリンパ管とリンパ節を含めた機能的リンパ移植片として重症下肢リンパ浮腫の治療に用いられ始めている．

四肢の毛細穿通枝皮弁：このような毛細穿通枝は四肢の知覚神経に沿って存在しており神経を含めればより挙上が容易となる．

上肢では，代表的な皮弁としては以下のものがある．

指動脈穿通枝皮弁(DAP flap)：指動脈の毛細穿通枝数本で生着する島状皮弁で指尖部，指腹部の再建に適する．

橈骨動脈穿通枝皮弁(RAp flap[4)5])：橈骨動脈から派生する毛細穿通枝数本で生着する皮弁で手背の伸筋腱を筋膜弁で再建すれば腱欠損を伴った全層欠損の再建に適する．

内側上腕動脈穿通枝皮弁(MUAp flap)：内側上腕動脈主穿通枝の毛細穿通枝を茎とする皮弁で肘部の再建に用いる．

下肢の代表的な皮弁としては以下のものがある．

後脛骨穿通枝皮弁(PTAp flap)：後脛骨動脈から分岐する穿通枝は脛骨内側に沿って数本存在しており，この穿通枝の末梢部を茎とする島状皮弁は伏在神経に沿って多数の島状皮弁が挙上可能である．下腿前面の潰瘍の再建に適する．脛骨骨膜弁として用いれば脛骨偽関節の再建が可能である．

前脛骨穿通枝皮弁(ATAp flap)：前脛骨動脈から派生する毛細穿通枝は下腿前面近位1/3にクラスターを作っており，この部に島状の毛細穿通枝皮弁を作成すれば下腿近位の再建が容易である．

足関節内果・外果周辺の毛細穿通枝皮弁(MMp & LMp flaps)：この部には多数の毛細血管網があり複数の毛細穿通枝皮弁が挙上できる．

第1中足動脈穿通枝皮弁(1st MTAP flap)：第1中足動脈から毛細穿通枝を茎とする皮弁で第1，2趾皮膚欠損の再建に適する．また，第1中足動脈を茎とするリンパ管を用いた機能的リンパ移植片として重症リンパ浮腫の治療に応用できる．

まとめ

1980年代に開発された穿通枝皮弁の歴史，術式の普及の背景となった1997年から毎年欧米で開催されている国際ライブ手術講習会，supermicrosurgery手技の応用，穿通枝皮弁の今後の展望として毛細穿通枝皮弁などに関して述べた．

文献

1) Koshima, I., Soeda, S.：Inferior epigastric skin flap without rectus abdominis muscle. Br J Plast Surg. **42**：645-648, 1989.
2) Angrigiani, C., Grilli, D., Siebert, J.：Latissimus dorsi musculocutaneous flap without muscle. Plast Reconstr Surg. **96**：1608-1614, 1995.
3) Koshima, I., Saisho, H., Kawada, S., et al.：Flow-through thin latissimus dorsi perforator flap for repair of soft-tissue defects in the legs. Plast Reconstr Surg. **103**：1483-1490, 1999.
4) Weinzweig, N., Chen, L., Chen, Z. W.：The distally based radial forearm fasciocutaneous flap with preservation of the radial artery：An anatomic and clinical approach. Plast Reconstr Surg. **94**：675-684, 1994.
5) Koshima, I., Moriguchi, T., Etoh, H., et al.：The radial artery perforator-based adipofascial flap for coverage of the dorsal hand. Ann Plast Surg. **35**：474-479, 1995.
6) Koshima, I., Moriguchi, T., Soeda, S., et al.：The gluteal perforator-based flap for repair of sacral pressure sores. Plast Reconstr Surg. **91**：678-683, 1993.
7) Yoshimura, M., Shimamura, K., Iwai, Y., et al.：Free vascularized fibular transplant. J Bone Joint Surg. **65A**：1295-1301, 1983.
8) Song, Y. G., Chen, G. Z., Song, Y. L.：The free thigh flap：a new free flap concept based on the septocutaneous artery. Br J Plast Surg. **37**：149-159, 1984.
9) Taylor, G. I., Palmer, J. H.：The vascular territories (Angiosomes) of the body：Experimental study and clinical applications. Plast Reconstr Surg. **40**：113-141, 1987.
10) Xu, D. C., Zhong, S. Z., Kong, J. M., et al.：Applied anatomy of the anterolateral femoral flap. Plast Reconstr Surg. **82**：305-310, 1988.
11) Koshima, I., Fukuda, H., Utsunomiya, R., Soeda, S.：The anterolateral thigh flap：Variations in its vascular pedicle. Br J Plast Surg. **42**：260-262, 1989.
12) Koshima, I., Yamamoto, H., Hosoda, M., et al.：Free combined composite flaps using the lateral circumflex femoral system for repair of massive defects of the head and neck regions：An introduction to the chimeric flap principle. Plast Reconstr Surg. **92**：411-420, 1993.
13) Koshima, I., Narushima, M., Mihara, M., Iida, T., Gonda, K., Uchida, G., Nakagawa, M.：New thoracodorsal artery perforator (TAPcp) flap with capillary perforators for reconstruction of upper limb. J Plast Reconstr Aesth Surg. **63**(1)：140-145, 2010. 2008 Nov 12.[Epub ahead of print].
14) Koshima, I., Soeda, S.：Free posterior tibial perforator-based flaps. Ann Plast Surg. **26**：284-288, 1991.
15) Koshima, I., Moriguchi, T., Ohta, S., et al.：The vasculature and clinical application of the posterior tibial perforator-based flap. Plast Reconstr Surg. **90**：643-649, 1992.
16) Koshima, I., Kawada, S., Etoh, H., et al.：Flow-through anterior thigh flaps for one-stage reconstruction of soft-tissue defects and revascularization of ischemic extremities. Plast Reconstr Surg. **95**：252-260, 1995.
17) Koshima, I., Urushibara, K., Inagawa, K., Hamana-

ka, T., Moriguchi, T. : Free medial plantar perforator flaps for the resurfacing of finger and foot defects. Plast Reconstr Surg. 107 : 1753-1757, 2001.
18) Koshima, I., Urushibara, K., Inagawa, K., Moriguchi, T. : Free tensor fasciae latae perforator flap for the reconstruction of defects in the extremities. Plast Reconstr Surg. 107 : 1759-1765, 2001.
19) Koshima, I., Nanba, Y., Tsutsui, T., et al. : Superficial circumflex iliac artery perforator flap for reconstruction of limb defects. Plast Reconstr Surg. 113 : 233-240, 2004.
20) Blondeel, P. N., Landuyt, K. H. I., Monstrey, S. J. M., Hamdi, M., Matton, C. E., Allen, R. J., Dupi, C., Feller, A. M., Koshima, I., Kostakoglu, N., Wei, F. C. : The "Gent" concensus on perforator flap terminology : Preliminary definitions. Plast Reconstr Surg. 112 : 1378-1382, 2003.
21) Wei, F. C., Jian, V., Suominen, S., Chen, H. C. : Confusion among perforator flaps : What is a true perforator flap?. Plast Reconstr Surg. 107 : 874-876, 2001.
22) Bertelli, J. A. : Neurocutaneous axial island flaps in the forearm : anatomical, experimental and preliminary clinical results. Br J Plast Surg. 46 : 489-496, 1993.
23) Bertelli, J. A., Kaleli, T. : Retrograde-flow neurocutaneous island flaps in the forearm : Anatomic basis and clinical results. Plast Reconstr Surg. 95 : 851-859, 1995.

超豪華★オールカラー化で"ますます見やすくなった！"と好評の…

Monthly Book Orthopaedics

編集主幹————
戸山芳昭 慶應義塾大学教授
金子和夫 順天堂大学教授

赤い表紙が目印です!!

2015年年間定期購読料 38,232円（税込） 送料弊社負担
（通常号11冊，増大号1冊および臨時増刊号1冊の合計13冊）

◇ 《魅力の四大特色》 ◇

1. 毎号1テーマ，総特集形式にて臨床を主体に構成し，読者の「ここまで知りたかった」という要望を徹底的に満たします。
2. 執筆陣は第一線で活躍中のエキスパートを選抜！豊富な経験から得られた目からウロコのコツやピットフォールを伝授！
3. 図表・写真を多用して詳しく解説。図説からも，ポイントを掴みやすい。
4. 「日常診療ですぐに使える・長〜く使える」がモットー。
   書棚に置いてもテーマが一目瞭然であり，探す手間なく知りたい情報を知りたいときにピックアップできる。

<2015年特集テーマ>
Vol. 28　No. 1　運動器慢性疼痛管理ストラテジー
　　　　　　　　千葉大学　大鳥精司/編
　　　　 No. 2　腰椎変性後側弯症―病態から治療まで―
　　　　　　　　浜松医科大学　松山幸弘/編
　　　　　　　　　　（以下，続刊）
※各号本体2,300円＋税（増刊，増大号を除く）

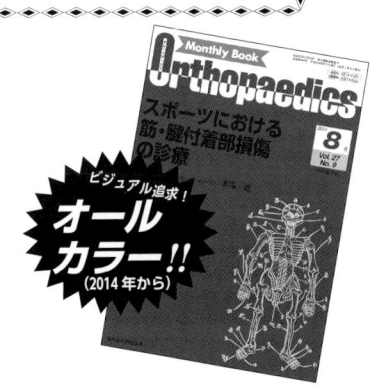

ビジュアル追求！
オールカラー!!
（2014年から）

バックナンバー（他在庫一覧はホームページで御覧頂けます）

Vol. 26（2013年）
- No. 1　整形外科手術における筋・腱・皮膚縫合の基本手技
- No. 2　鎖骨遠位端骨折の治療―私の選択―
- No. 3　脊椎椎体骨折の治療
- No. 4　変形性膝関節症に対する最新の手術療法
- No. 5　達人はこうみる　四肢関節画像診断
　　　　　増刊号　本体5,700円＋税
- No. 6　大人とこどもの扁平足の診かた治しかた
- No. 7　骨折に対する低出力超音波パルス療法
- No. 8　肘周辺骨折の治療
- No. 9　ロッキングプレートの合併症対策
- No. 10　指尖部損傷・指切断対応マニュアル
- No. 11　下肢骨折治療基本手技
　　　　　増大号　本体4,200円＋税
- No. 12　非特異的腰痛で知っておきたいこと
- No. 13　膝半月板損傷診療マニュアル

Vol. 27（2014年）
- No. 1　橈骨遠位端骨折骨折の治療―私が変えたこと・変えないこと―
- No. 2　頚部脊髄症の診療
- No. 3　人工股関節周辺骨折への対応
- No. 4　難治性手関節病変の治療
- No. 5　ブラッシュアップ！関節鏡視下手術テクニック
　　　　　増刊号　本体5,700円＋税
- No. 6　肩関節拘縮の診療
- No. 7　人工膝関節―良好なバランスを得るための工夫―
- No. 8　上腕骨近位部骨折の治療
- No. 9　スポーツにおける筋・腱付着部損傷の診療
- No. 10　インピンジメント症候群―病態と治療―
- No. 11　知っておきたい疾患特有の所見と判別テスト
　　　　　増大号　本体4,200円＋税
- No. 12　足部疾患の画像診断―撮りかた・見かたのコツ―　11月刊
- No. 13　腰部スポーツ障害診療マニュアル　12月刊

Vol.27まで各号本体2,200円＋税（増刊，増大号を除く）

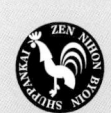

（株）全日本病院出版会

http://www.zenniti.com
（各号の目次から各項目のキーポイントまで閲覧できます。）

〒113-0033　東京都文京区本郷3-16-4　　電話(03)5689-5989　　FAX(03)5689-8030
お求めはお近くの書店または弊社ホームページまで！

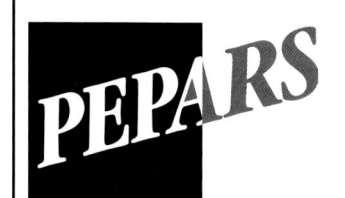

◆特集／有茎穿通枝皮弁による四肢の再建

有茎穿通枝皮弁としてのプロペラ皮弁の歴史，定義，発展

百束比古[*1]　石井暢明[*2]　小野真平[*3]

Key Words：プロペラ皮弁法(propeller flap)，穿通枝皮弁(perforator flap)，瘢痕拘縮(scar contracture)，皮膚潰瘍(skin ulcer)

Abstract　肘窩や腋窩の瘢痕拘縮で健常皮膚が中央部に遺っている場合は，皮下組織茎プロペラ皮弁の90°回転の適応である．四肢の潰瘍や組織欠損で，皮弁による修復が望まれる場合は，近位に穿通枝があればそれを茎とした，遠位短翼近位長翼のプロペラ皮弁の180°回転が適用される．注意点は穿通枝伴走静脈の捻れである．これを防ぐためには，穿通枝の茎を出来る限り長くとり，穿通枝周囲の索状物を十分に除去せねばならない．また，長翼の血流に不安がある場合は，supercharging や皮静脈付加が有用である．

緒　言

島状皮弁の中央に栄養血管を含んだ皮下組織茎を有するもの，穿通枝の偏位茎を持つものなどの「プロペラ型」の皮弁をプロペラ皮弁と呼称する．目的は瘢痕拘縮の解除によって出来た皮膚欠損や皮弁短翼の遠位にある皮膚潰瘍などを被覆するものである．

プロペラ皮弁の適応と方法

90°回転・中心軸のプロペラ皮弁は主として肘窩，腋窩，膝窩などの中央部を健常皮膚として遺した瘢痕拘縮の解除に適応がある．180°前後の回転，偏位軸のプロペラ皮弁は，短軸遠位の皮膚欠損の修復に適応がある(図1)．また，従来横転皮弁で治したような瘢痕拘縮やケロイドも，穿通枝を偏位軸とするプロペラ皮弁で分断することができる．

軸とする穿通枝は MDCT で予め同定すべきであるが，ドップラー血流計も参考にはなる．また，90°回転であれば特定の穿通枝を同定しなくても複数の小穿通枝を含む皮下組織茎を軸とすればよい．ただし皮弁の回転で緊張のかかる索状物は切断して軸をリラックスさせなければならない．わかりやすくするためにプロペラ皮弁の茎の種類による分類は，図2に示すが，長翼が血行障害をきたす可能性があればこれを supercharging する場合もある(図1-c，図2)．

実例供覧

1．肘の欠損

肘の皮膚皮下組織欠損の修復には上腕部の穿通枝を茎とするプロペラ皮弁の適応がある(図3)[1]．

2．肘の屈曲拘縮

肘窩に健常皮膚を残した瘢痕拘縮では，健常皮膚を皮下組織茎のプロペラ皮弁として挙上し，約90°の回転で拘縮解除することができる(図4)．

3．腋窩の瘢痕拘縮

腋窩，特に前胸部側の瘢痕拘縮解除に二葉型の皮下組織茎プロペラ皮弁の約120°回転による移

[*1] Hiko HYAKUSOKU，〒113-8603　東京都文京区千駄木1-1-5　日本医科大学形成外科，教授
[*2] Nobuaki ISHII，同，助教
[*3] Shimpei ONO，同，助教

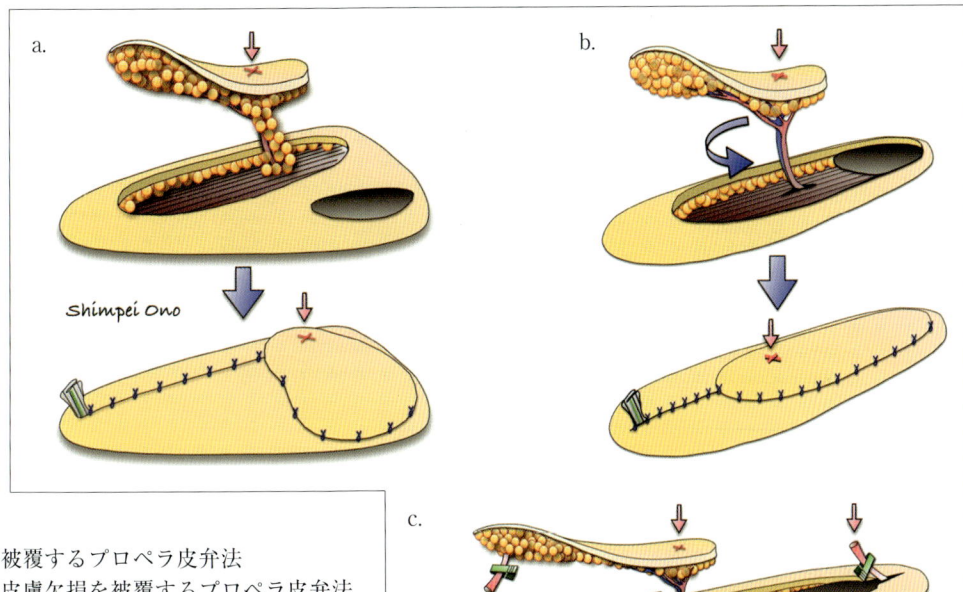

図 1.
a：近傍の皮膚欠損を被覆するプロペラ皮弁法
b：短翼の末梢にある皮膚欠損を被覆するプロペラ皮弁法
c：長翼が長くて血流障害が危惧される場合のスーパチャージング・プロペラ皮弁法（作図：小野）
(The axis depends on rotation degree.
 a：When rotation degree is around 90°, the axis of subcutaneous tissue pedicle is sufficient.
 b：When rotation degree is around 180°, the axis of skeletonized perforator pedicle is needed.
 c：When the long wing has a possibility of circulation insufficiency, supercharging may be needed.)

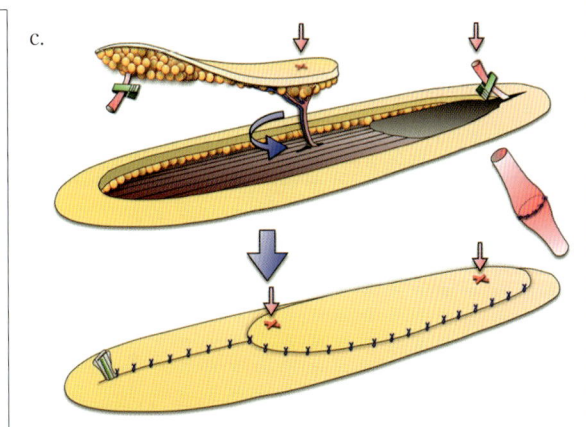

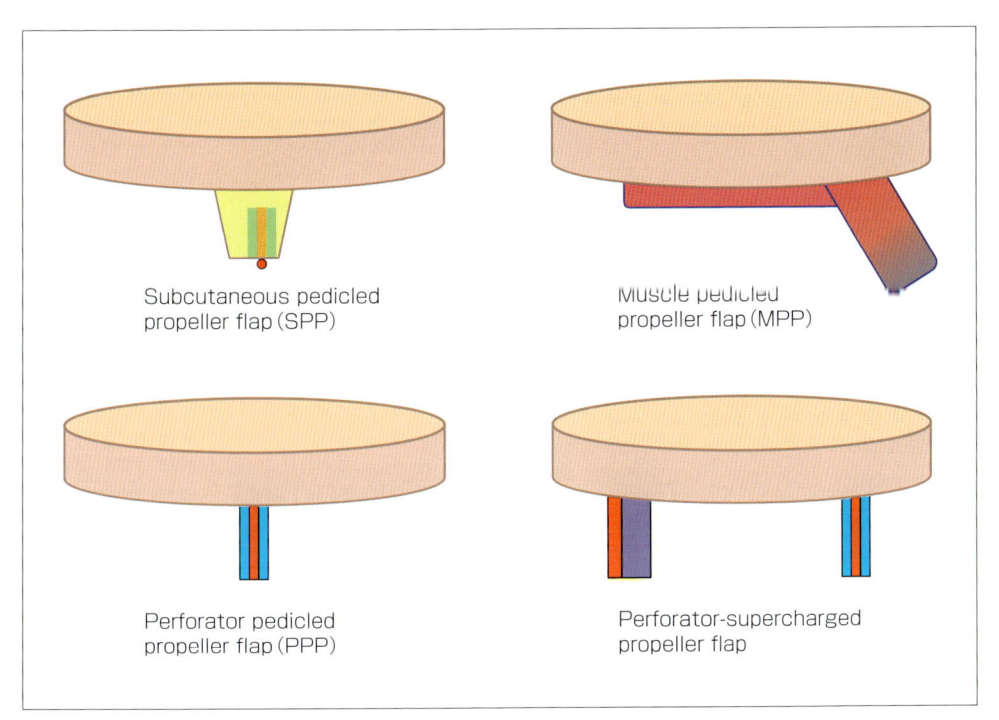

図 2．プロペラ皮弁の茎による分類
(Classification with axis anatomy in propeller flap)

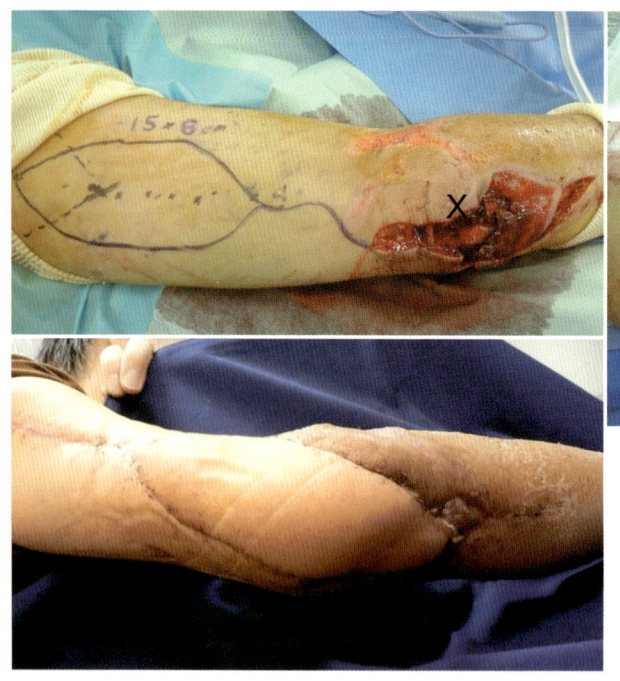

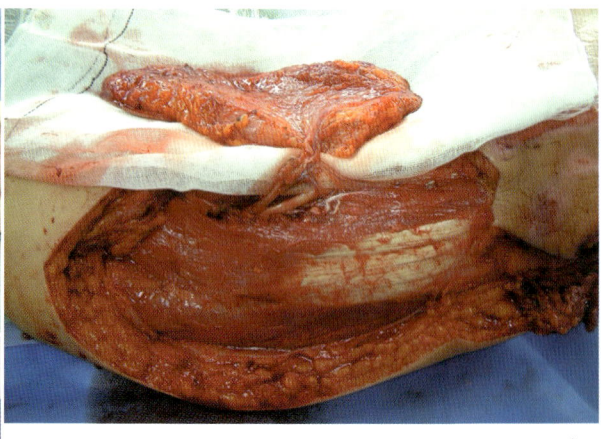

図 3.
穿通枝茎プロペラ皮弁による肘の再建(文献1より引用)
 a：術前のデザイン
 b：皮弁の挙上
 c：術後半年
(A case of tissue defect in an elbow reconstructed with a propeller flap of the upper arm)

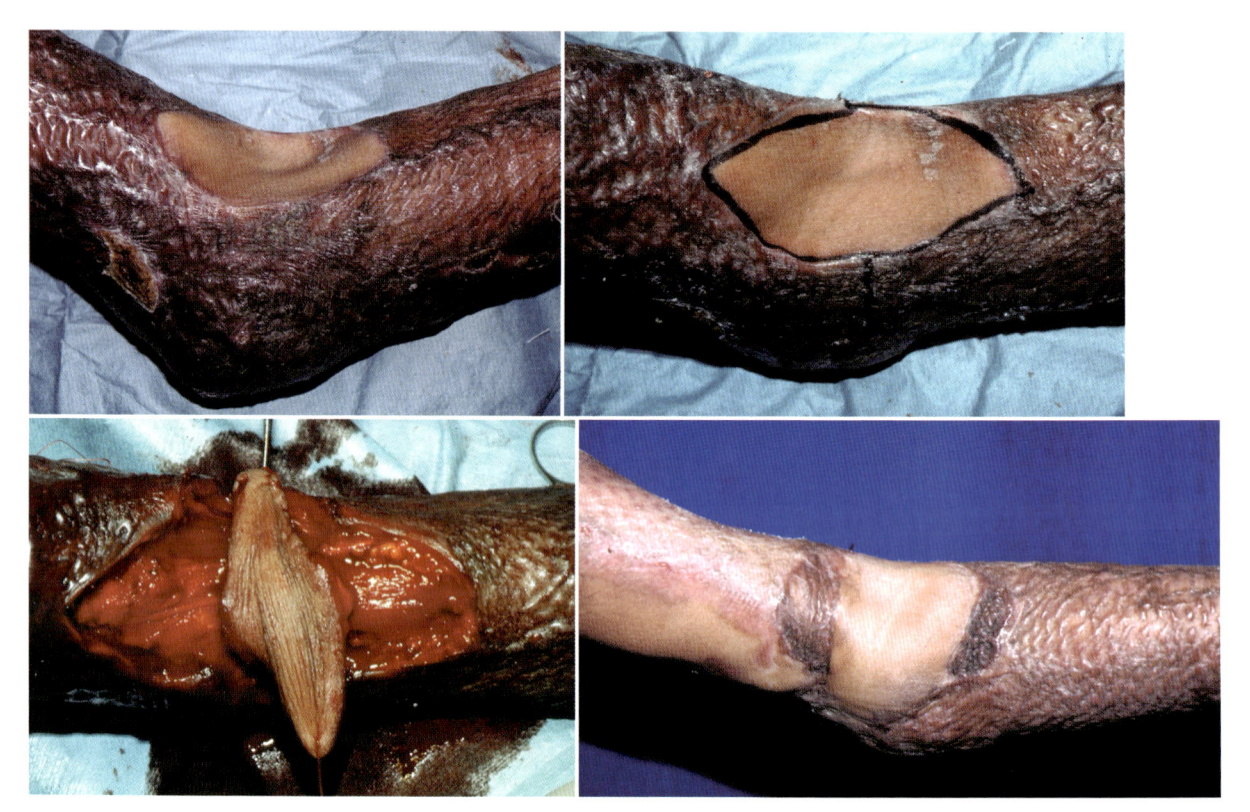

図 4. 皮下組織茎プロペラ皮弁 90°回転による肘窩瘢痕拘縮の再建
 a：術前の状態
 b：皮弁のデザイン
 c：挙上した皮弁を 90°回転
 d：術後半年．瘢痕拘縮は解除されている．
(A case of scar contracture repair in an elbow with 90° rotation of the propeller flap)

図 5.
皮下組織茎プロペラ皮弁 120°回転による腋窩部瘢痕拘縮の再建
　a：術前の状態と二葉型プロペラ皮弁のデザイン
　b：術後半年，瘢痕拘縮は解除された．
(A case of scar contracture repair in an axilla with 120° rotation of the bi-lobed propeller flap)

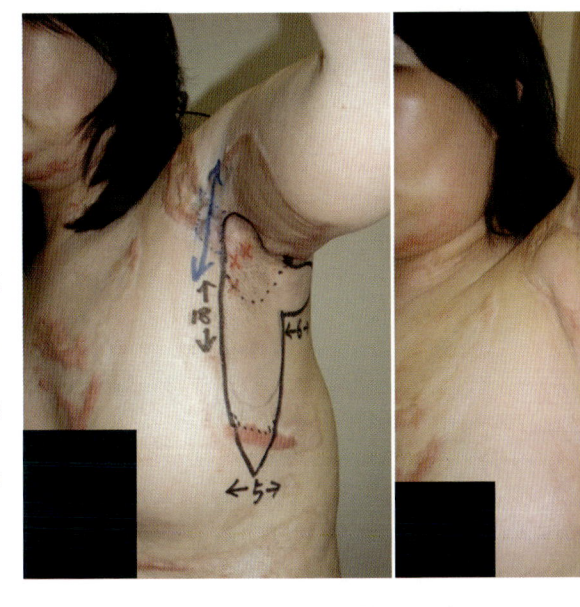

図 6.
坐骨部褥瘡の大腿二頭筋茎プロペラ皮弁 180°回転による再建
　a：術前の状態と皮弁のデザイン
　b：皮弁の挙上と回転
　c：術後半年
(A case of decubitus in ischial region reconstructed with muscle (biceps femoris) pedicled propeller (MPP) flap)

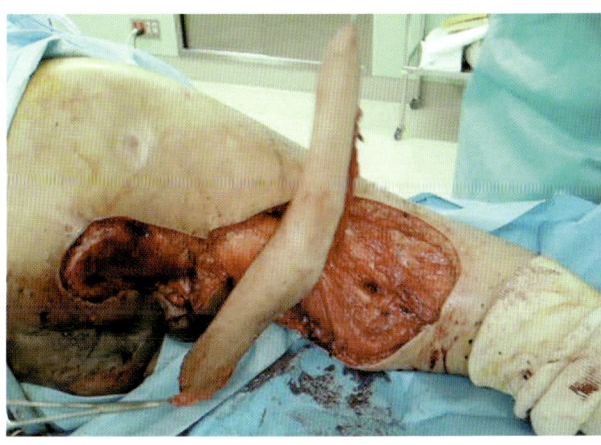

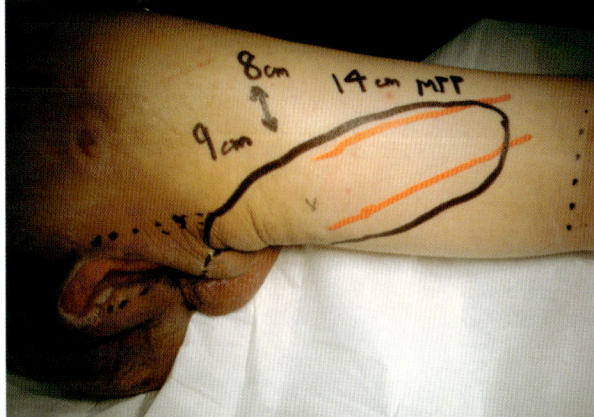

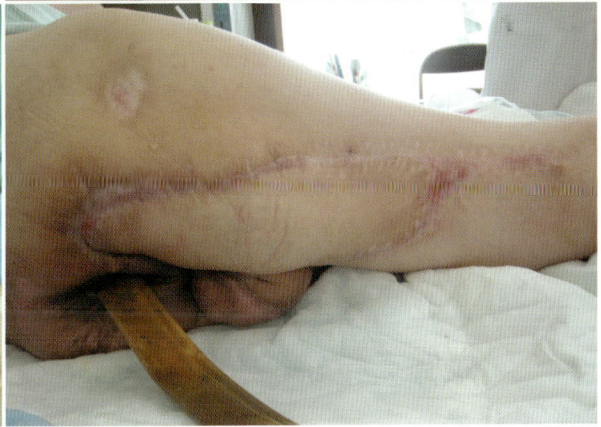

植は有効である(図 5)．

4．坐骨部褥瘡

坐骨褥瘡の大腿二頭筋茎プロペラ皮弁の 180°回転による修復は，不幸にして褥瘡が再発した場合でも，皮弁を容易に何回でもアドバンスできる利点からも有用であると考える(図 6)．

5．Supercharging propeller flap による膝部瘢痕拘縮の形成

膝部の瘢痕拘縮形成に，大腿部よりプロペラ皮弁を挙上し，回転した末梢部を supercharging し

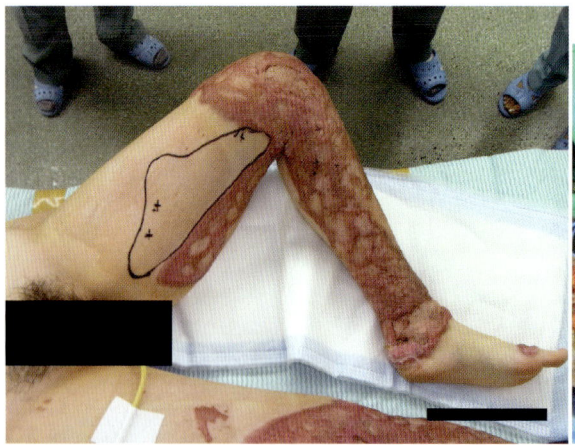

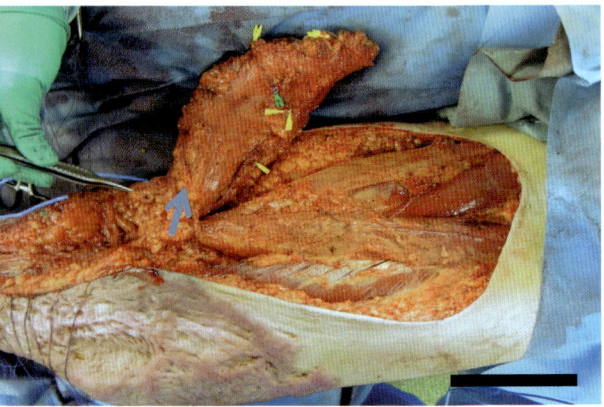

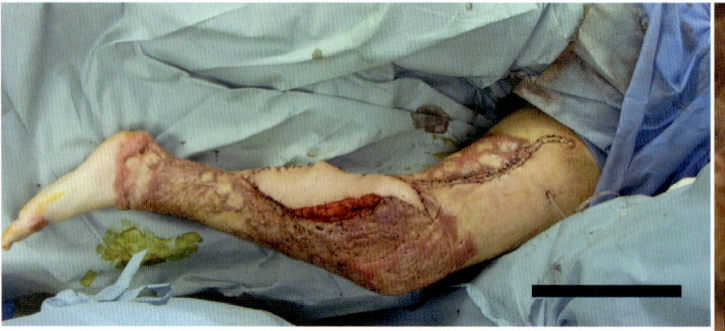

図 7.
下肢の supercharging propeller flap による瘢痕拘縮形成
　a：膝部内側の瘢痕拘縮とプロペラ皮弁のデザイン
　b：拘縮解除と superior medial ginucular artery を軸とした皮弁の挙上
　c：皮弁長翼に付加した superficial femoral artery と medial gastrocnemius perforator を吻合した．
　d：半年後の状態．皮弁は生着し拘縮も解除された．
(A case of scar contracture repair in a knee area with 180° rotation of the supercharging perforator pedicled propeller (sPPP) flap)

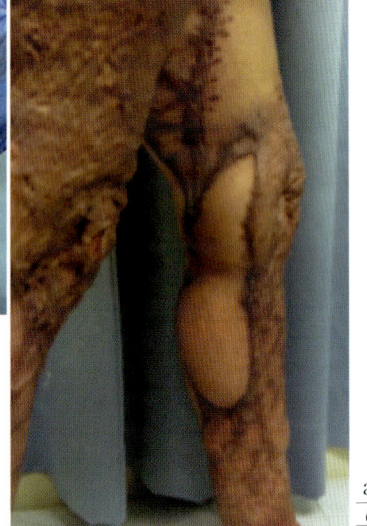

た症例を示す（図7）．

6．踵の深い潰瘍

踵の褥瘡などの深い潰瘍に下肢の穿通枝を軸とするプロペラ皮弁の 180°回転による再建が有用である（図8）．

考　案

1．プロペラ皮弁の歴史と変遷

1991年，我々は Br J Plast Surg に肘窩部と腋窩部の中央に健常皮膚を遺した，両側瘢痕による拘縮の再建で，中央部の健常皮膚をプロペラ型の皮下茎弁として挙上し，これを 90°回転させることで，両側の瘢痕拘縮を解除するという方法を「The propeller flap method」という題名で報告した．その論文の記載に「Perforating vessel should be included in the pedicle」とあり，既に穿通枝を意識していたようである[2]．

その後我々は，特に腋窩の再建において恵皮弁部に植皮をしなくて済むように，三葉，四葉とデザインを工夫していったが[3][4]，プロペラ皮弁の革命は 2006年，Hallock による偏位軸 180°回転による皮膚欠損の被覆まで待たねばならなかった[5]．さらに，我々は 2007年に穿通枝をむき出し（skeletonize）にして皮弁を 180°回転する方法を報告した[1]．その後世界的にプロペラ皮弁は流行し，多くの報告がなされた．2009年に，東京で穿

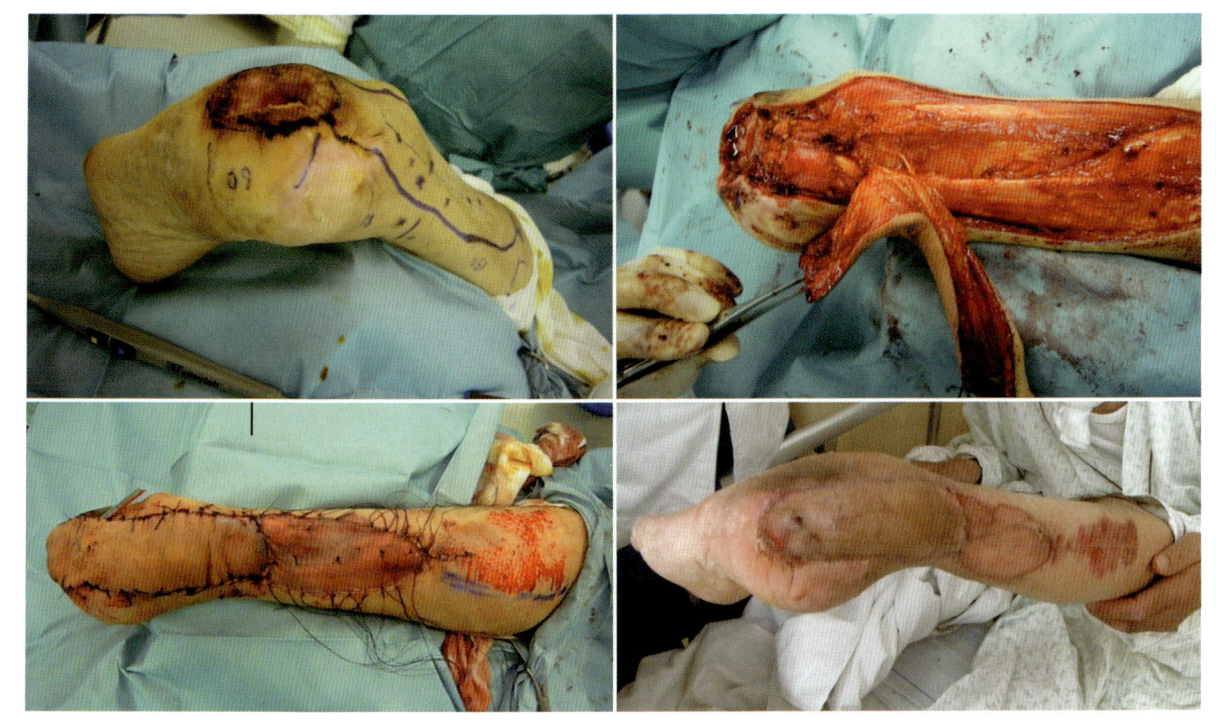

図 8. 踵部潰瘍の Tibialis posterior artery perforator axis propeller flap method 180°回転による再建
　　a：術前の状態と皮弁のデザイン
　　b：腓骨動脈穿通枝を茎とする皮弁の挙上
　　c：皮弁の 180°回転で患部を被覆，一部に植皮をした．
　　d：術後 3 か月
（A case of skin ulcer in calcaneal region reconstructed with perforator pedicled propeller（PPP）flap）

通枝皮弁の学会を Tokyo meeting of perforator and propeller flaps（TMPPF）と銘打って光嶋―百束の共催で敢行し，International propeller club を結成し，ここでの集約された意見をイタリアの Pignatti が"Tokyo" consensus on propeller flap として，PRS に投稿し掲載された[6]．これによってプロペラ皮弁は世界的に認知されたと考える．

2．プロペラ皮弁の定義・分類

プロペラ皮弁法は軸をもって回転させるものを総称するのであって，決して新しい皮弁分類ではない．回転させることから rotation flap と解釈されがちであるが，移動の様式は transposition flap である．また血流的には皮膚穿通枝を軸とするものであり，その穿通枝をむき出しにするか皮下組織を纏わせるかは回転の度数による．90°以上の回転が必要な場合は，穿通枝をできるだけ長く剝離し，かつ血管をむき出しにしないと静脈の捻れを生じることがある．実際に皮弁壊死が予想される場合は緊急に縫合糸を外して皮弁を元の位置に戻すと色調が回復することがある．また，血流の行き届かないような長翼を要する場合は supercharging や皮静脈の付加で乗り切れる場合もあるが，血管吻合を行うプロペラ皮弁というのはプロペラ皮弁の「遊離皮弁より簡単にできる」という本来の利点と矛盾するのであまり勧めない．

3．再建外科におけるプロペラ皮弁の位置

プロペラ皮弁は再建法の一つとして常に頭にいれておくべき手法である．遊離皮弁のできない施設，全身疾患や高齢の患者，他の手術と同時に行う場合など，マイクロサージャリーを原則として用いず短時間低侵襲でできる利点を考えるべきである．また目的に応じて種々の工夫ができ，形成外科医にとって楽しい術前デザインの時間を持つことができる．いずれにせよ，穿通枝により栄養される皮弁の普及とともに必然的にプロペラ皮弁が注目されたものと思われる．

4．今後のプロペラ皮弁の展開

A．移動法による呼称

穿通枝茎で皮弁を回転させて再建に供するものは，有茎穿通枝皮弁の分類の中に括られても良いと思うが，移動法がプロペラ型回転であれば，「プロペラ型回転移動法」とか言う方が妥当かもしれない．

B．形態による呼称

しかるに，形態がプロペラ型であり中心軸で両側の瘢痕拘縮を解除したり，短翼の遠位にある皮膚欠損を180°回転で修復する場合は「プロペラ皮弁法」と呼称するのが適当と考える．

C．今後の可能性

穿通枝による皮弁血流の限界がわからないため，皮弁遠位の救済のためにsuperchargingしたり，静脈還流の不安から，皮静脈を付加させることも本法を確実にするために必要な場合もある．いずれにせよ従来なら遊離皮弁の絶対適応であったような再建対象が，主要血管への侵襲なく再建できる利点をプロペラ皮弁がもたらすことを期待する．

文　献

1) Hyakusoku, H., Ogawa, R., Oki, K., Ishii, N.：The perforator pedicled propeller(PPP)flap method：report of two cases. J Nippon Med Sch. **74**(5)：367-371, 2007.
2) Hyakusoku, H., Yamamoto, T., Fumiiri, M.：The propeller flap method. Br J Plast Surg. **44**：53-54, 1991.
3) Murakami, M., Hyakusoku, H., Ogawa, R.：The multilobed propeller flap method. Plast Reconstr Surg. **116**(2)：599-604, 2005.
4) Hyakusoku, H., Iwakiri, I., Murakami, M., Ogawa, R.：Central axis flap methods. Burns. **32**(7)：891-896, 2006.
5) Hallock, G. G.：The propeller flap version of the adductor muscle perforator flap for coverage of ischial or trochanteric pressure sores. Ann Plast Surg. **56**(5)：540-542, 2006.
6) Pignatti, M., Ogawa, R., Hallock, G. G., Mateev, M., Georgescu, A. V., Balakrishnan, G., Ono, S., Cubison, T. C., D'Arpa, S., Koshima, I., Hyakusoku, H.：The "Tokyo" consensus on propeller flaps. Plast Reconstr Surg. **127**(2)：716-722, 2011.

好評

骨・軟部腫瘍診断の熟達者が伝えたい，見逃さないための **44** 視点！

見逃さない！
骨・軟部腫瘍外科画像アトラス

大幸　俊三/著　日本大学医学部客員教授

- 2014年5月刊
- 本体価格6,000円＋税
- B5判・150頁
- **オールカラー**
- ＜全169症例画像を呈示＞

部位別に疾患を示し，さらに代表症例には著者の経験から得た「視点」を交えながら診断のコツを解説．日常診療で「これは？」と疑うとき紐解きやすいよう，使いやすさに工夫を凝らした一冊です．

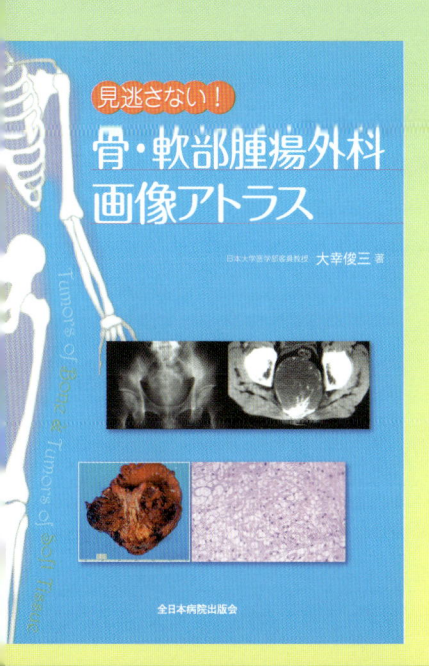

[主な項目]

Ⅰ．総　論
1．骨・軟部腫瘍の悪性度
2．骨・軟部腫瘍の確定診断
3．骨・軟部腫瘍の診断と治療の手順
4．自覚症状　　5．術前の問題点
6．中間群、低悪性、高悪性腫瘍の局所治療
7．切除後充填/骨移植　　8．血管移植/方法
9．遊離/有茎筋皮弁による再建法
10．化学療法　　11．術後合併症
12．骨・軟部腫瘍の分類
13．穿刺生検　　14．切開生検の pitfall
15．不適切手術後の治療　　16．切除縁評価
17．骨・軟部腫瘍切除後機能評価
18．骨・軟部腫瘍と代表症例の解説（発生年齢・部位・治療）

Ⅱ．カラーアトラス：発生部位の骨・軟部腫瘍疾患一覧

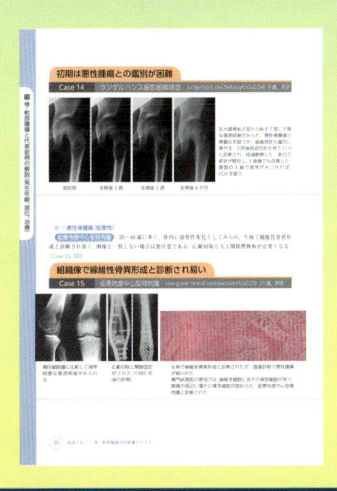

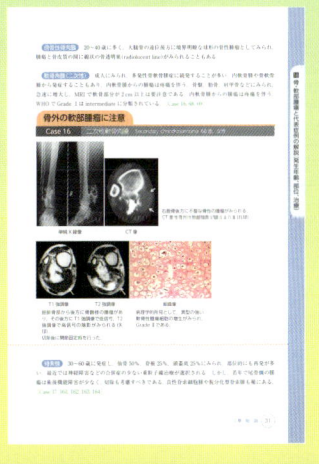

全日本病院出版会　〒113-0033　東京都文京区本郷 3-16-4　Tel：03-5689-5989
http://www.zenniti.com　Fax：03-5689-8030

お求めはお近くの書店または弊社ホームページまで！

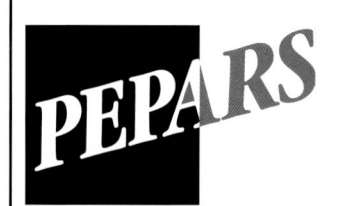

◆特集/有茎穿通枝皮弁による四肢の再建

手・上肢

指動脈穿通枝皮弁(DAP flap)
―カラードップラを用いた穿通枝の検索と皮弁のデザイン―

高松聖仁[*1]　新谷康介[*2]　斧出絵麻[*3]　岡田充弘[*4]

Key Words：手術(surgery),皮弁(flap),マイクロサージャリー(microsurgery),穿通枝(perforator),カラードップラ(color doppler),末梢神経(peripheral nerve)

Abstract　有茎指動脈穿通枝皮弁・脂肪弁は主幹動脈である指動脈を犠牲にすることなく,比較的短時間で挙上が可能な有茎皮弁でありその有用性は高い.穿通枝が微細なため従来のMRIやMDCTなどで術前評価が困難であったが,周波数帯域の高いカラードップラにより穿通枝の局在と走行方向が確認できるようになり,より容易に皮弁の挙上が可能となった.本稿では,カラードップラによる穿通枝の検索方法と穿通枝皮弁のデザインについて述べる.

はじめに

　固有指部の皮膚欠損・軟部組織欠損については,これまで数多くの有茎皮弁が報告され応用されている.指尖部に対しては,古くは thenar flap, hypothenar flap や,palmar flap advancement, oblique triangular flap, Hueston flap などが用いられてきたが,これらの皮弁は移動範囲が短く限られていた.そこで血管束を茎として皮弁を挙上することによって皮弁の移行範囲を大きくしたheterodigital finger island flap, reversed digital artery flap などが報告されてきた.

　これらの指動脈を茎とする heterodigital finger island flap, reversed digital artery flap は,比較的大きな組織欠損にも対応でき,その血行は信頼性が高く有用な皮弁として広く用いられるようになっている.しかし,片側の指動脈を犠牲にすること,またそのことによってcold intoleranceをきたすことがあること,術後にうっ血傾向になること,比較的小さな軟部組織欠損に対してはやや厚みがあるためbulkyになること,donor siteには遊離植皮を要することが欠点である.

　有茎指動脈穿通枝はKoshimaらによって2006年に報告された比較的新しい穿通枝である[1].その最大の利点は,主幹動脈である指動脈を犠牲にしないことであり,その報告後に諸家によって指動脈穿通枝を含めた種々の皮弁が報告され,近年その存在が徐々に認知されてきている[2)~4)].

　本稿では,解剖・適応・特にカラードップラを用いた術前評価・種々の指動脈穿通枝皮弁(digital artery perforator flap;以下,DAP flap)/脂肪弁(digital artery perforator adiposal flap;以下,DAP-A flap)のデザインについて述べる.

解 剖

　手掌部からDIP関節近傍まで固有指動脈から,掌側・背側・橈側・尺側のいずれの方向へも穿通枝は存在している.固有指動脈から掌側および屈筋腱方向への穿通枝は,主に掌側の皮膚および屈筋腱腱鞘と腱鞘上に存在する豊富な脂肪への栄

[*1] Kiyohito TAKAMATSU,〒533-0024　大阪市東淀川区柴島1丁目7番50号　淀川キリスト教病院整形外科,部長
[*2] Kousuke SHINTANI,〒545-8585　大阪市阿倍野区旭町1-4-3　大阪市立大学整形外科
[*3] Ema ONODE,〒590-0024　堺市堺区向陵中町4-2-10　清恵会病院整形外科,医員
[*4] Mitsuhiro OKADA,大阪市立大学整形外科,講師

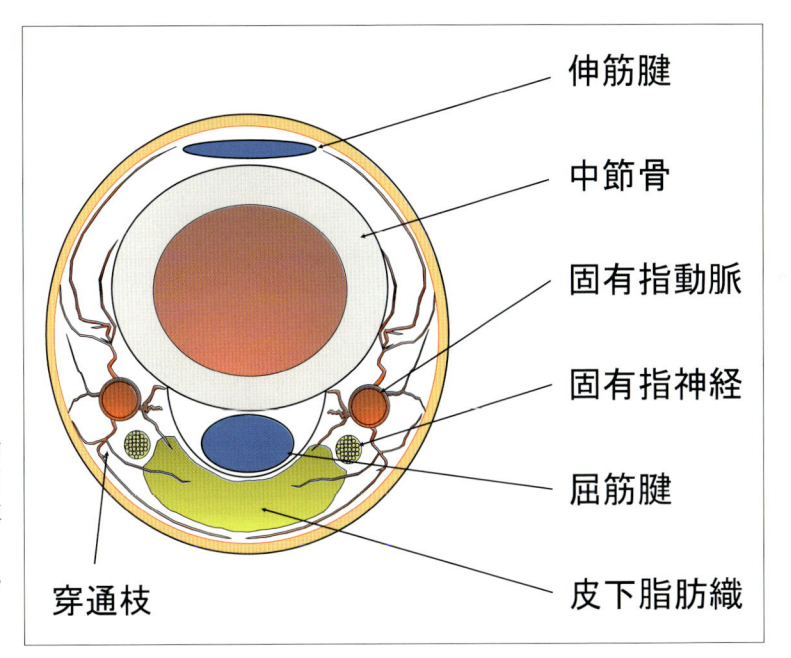

図 1.
固有指動脈穿通枝
中節骨レベルでの断面．固有指動脈より，掌側・背側・橈側・尺側のいずれの方向へも穿通枝は分枝している．
(Perforators are branch out to volar, dorsal, radial, and ulnar direction.)

伸筋腱
中節骨
固有指動脈
固有指神経
屈筋腱
皮下脂肪織
穿通枝

血管と考えられる．また背側および側方への穿通枝は，主に固有指部側方の皮膚および背側の皮膚を栄養していると考えられる（図1）．

　固有指部背側や側方にデザインされる有茎 DAP flap の栄養血管はこの背側および側方への穿通枝であり，掌側に存在する DAP-A flap は，掌側および屈筋腱方向への穿通枝を茎として挙上される．

適　応

　有茎 DAP flap/DAP-A flap の適応は，固有指部の皮膚・軟部組織欠損，神経損傷後の神経癒着防止，腱剥離・腱再建後の癒着防止などである（表1）．

　指尖部損傷による軟部組織欠損，さらに骨が露出し遊離植皮だけでは対応困難な症例は，DAP flap/DAP-A flap の非常に良い適応である．特に指尖部の斜め切断に対しては，背側の DAP flap を移行することが容易に可能である．さらに，DIP 関節近傍で背側の DAP flap を挙上する際に，固有指神経背側枝の分枝を含むことができれば知覚皮弁として用いることができる．皮弁挙上部は欠損が小さければ一期的に創閉鎖が可能であるが，皮弁の幅が1 cm を超えるとやや困難となり，2 cm を超えるようであれば遊離分層植皮が必要となる．指尖部損傷においても軟部組織欠損

表 1. 有茎指動脈穿通枝皮弁・穿通枝脂肪弁の適応

穿通枝皮弁	皮膚欠損 軟部組織欠損
穿通枝脂肪弁	皮膚欠損 軟部組織欠損 神経癒着防止 腱癒着防止

が大きい場合は，背側の DAP flap では皮下脂肪が薄く軟部組織の充填量が不足することがある．その際には屈筋腱上の DAP-A flap を軟部組織欠損部に移行し，遊離分層植皮を行うという選択肢もある．

　近年，拘扼性末梢神経障害によって癒着をきたした神経の剝離後に，神経の再癒着予防目的で穿通枝筋膜脂肪弁や穿通枝脂肪弁を用いた神経の被覆が行われその有用性が報告されている[5]．固有指部においても指神経の癒着剥離後に，DAP-A flap で指神経を被覆することが可能である．DAP-A flap による指神経の被覆は神経の再癒着予防のみならず，損傷した神経を保護する緩衝材として脂肪弁は有用であると考えている．さらに，最近では指神経損傷の新鮮例に対して，術後の神経の癒着防止，縫合部の保護という観点から神経縫合後に一期的に DAP-A flap での被覆を行うこ

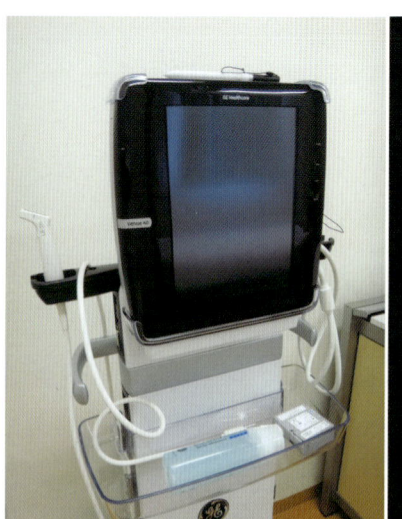

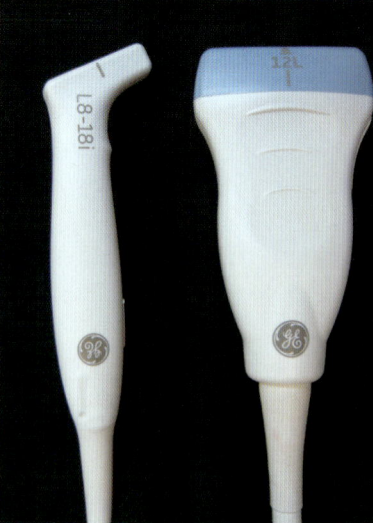

図 2.
カラードップラ装置およびプローブ
使用したカラードップラ装置は GE ヘルスケア社製超音波診断装置 Venue 40 で，軽量で持ち運びも容易である．Venue 40 では写真の 2 種類の高周波プローブを使用している(b)．右が 12-L-SC プローブ（周波数帯域 8～13 MHz）で，左が L8-18i-SC（周波数帯域 8～18 MHz）である．指動脈穿通枝の検索には L8-18i-SC が適している．
(Venue 40 Ultrasound (GE healthcare) was used to detect digital artery perforators with the high frequency transducer(L8-18i) .)

ともある．

また，伸筋腱剝離後や腱再建後に腱周囲での癒着が危惧される場合には癒着防止目的で，穿通枝脂肪弁や穿通枝筋膜脂肪弁を用いて滑動床を作成することも有用であると考えられる[6]．

術前評価

固有指部だけでなく，いずれの部位の穿通枝皮弁・脂肪弁においても穿通枝の存在部位・走行には変異が多い．それにより，穿通枝の同定・皮弁の挙上を困難にし手術時間も遷延することがあり，術者にとってのストレスとなる．術前に穿通枝の存在位置や走行の確認ができていれば，手術時間の短縮になるのみならず，術者の負担は軽減する．そのため，新たな穿通枝の開発に伴い解剖学的検索が行われるとともに，従来からのドップラー聴診器のみならず種々の穿通枝に対する術前評価方法がこれまで報告されてきた[7]．

ドップラー聴診器は，超音波により被曝などの侵襲がなく血管の局在や血流の同定が可能で，これまで皮弁手術における血管茎の術前評価には標準的に用いられてきた．また，機器そのものが比較的安価であり小型で携帯性に優れるため，手術室にも携帯が可能で麻酔導入後の術直前にも聴診が可能である．しかし指動脈穿通枝においては，指動脈本幹から穿通枝分岐する位置を同定することが重要であるが，それぞれを聴取して判別することは非常に困難で指動脈穿通枝の検索には不適であると考える．

近年，高解像度の MRI や MDCT を用いた穿通枝の検索が行われるようになった．前外側大腿皮弁，深下腹壁動脈穿通枝皮弁などではその有用性が報告されており[8,9]，その利点としては，精度と再現性が高く術者の技量に依存しない，三次元的に画像の再構成が可能で術前のプランニングやイメージトレーニングにも有用である，インフォームドコンセントの際に患者にとって穿通枝を理解しやすいなどが挙げられる．しかし機器本体・医療費ともに高額であることに加え，通常の MRI や CT と異なり画像を再構成できるプログラムとレントゲン技師が必要で，CT では被曝の問題もある．さらに，その最先端の技術をもってしても指動脈穿通枝の検索は不可能であり，現在のところ最も信頼性が高い術前評価方法はカラードップラであると考えている．

カラードップラ法

1．機　器

筆者らは GE ヘルスケア社製超音波診断装置 Venue 40 を用いている（図 2）．この機器は，整形外科・リウマチ科・ペインクリニックに特化した機器で整形外科領域で見る筋骨格系や神経・血管系には適しており，通常の機器と比べて非常に軽量・小型で手術室への持ち運びも容易である．カ

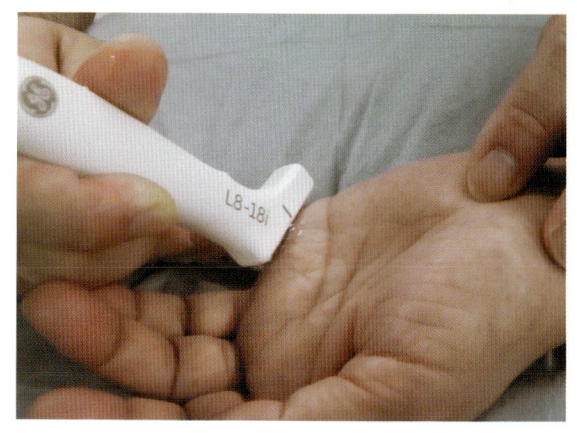

図 3. プローブを固有指部の長軸に垂直になるように持ち，中枢側から B モード・短軸断層像でまず指節骨および屈筋腱を確認する．次いでカラードップラモードに切り替えて，短軸断層像で屈筋腱の表層で橈尺側に存在する神経血管束を検索する．
(Color-Doppler Ultrasound examination was mainly focused on investigating perforators in short axis view.)

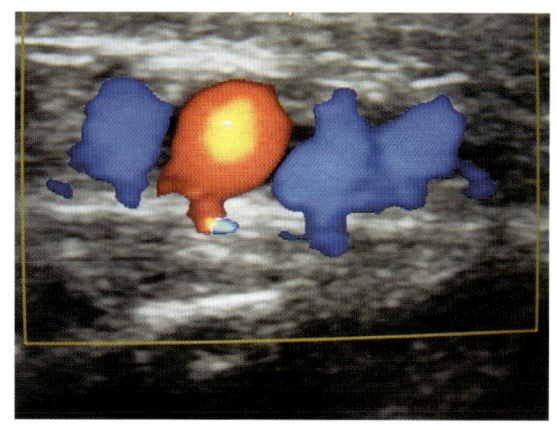

図 4. カラードップラ画像
L8-18i-SC で中節骨レベルの固有指動脈からの穿通枝．中央の動脈から背側への穿通枝の分岐を認める．
(A perforator to the dorsal side was detected in short axis view.)

ラードップラも深度，ゲイン，ROI などがプリセットされており簡単に調節できるようになっている．組み合わされる高周波プローブは，通常は 12-L-SC プローブで周波数帯域は 8～13 MHz で深度は 2～6 cm である(図 2-b 右)．このプローブが使用できれば前腕から手部までの穿通枝が検索可能である．しかし指動脈穿通枝を描出するには，より周波数帯域が高い L8-18i-SC プローブが望ましいと考えられる(図 2-b 左)．このプローブはその形状からホッケー型(以下，ホッケー型)と呼ばれることが多く，周波数帯域は 8～18 MHz で深度は 1～4 cm でペンを持つようにプローブを保持でき皮膚表面に圧をかけずに検査を行うことができる．穿通枝検索時には，穿通枝が押しつぶされて collapse しないように圧をかけないことが基本であるが，特に指動脈穿通枝は径が細いため非常に重要となる．

2. 検査方法の実際

カラードップラ検査は，術前のプランニングのために手術前日までに 1 回行い，手術当日の麻酔後に体位をとってから手術直前に再度行って，穿通枝の局在・走行方向を確認するようにしている．その上でどの穿通枝を含めるのか最終確認をして，皮弁や脂肪弁のデザインを行い手術のプランも再確認している．

実際の検査は主に短軸方向(横断面)で行い，穿通枝の走行方向の確認が必要な際には長軸方向(縦断面)の検査を追加する．検査の手順は以下の通りである．

① プローブを固有指部の長軸に垂直になるように持ち(図 3)，およそ想定されるデザインの皮弁・脂肪弁で穿通枝が存在すべき箇所の中枢側において，B モード・短軸断層像でまず指節骨およびその掌側に存在する屈筋腱を確認する．

② 次にカラードップラモードに切り替えて，短軸断層像で屈筋腱の表層で橈尺側に存在する神経血管束を検索する．プローブに向かってくる流速としてとらえられている場合は赤色となる固有指動脈を確認し，中枢から末梢に向けてゆっくりとプローブを指の長軸方向に垂直を保ったまま検索を行う．

③ 固有指動脈は心拍にかかわらず常に描出されているが，穿通枝は拍動に合わせて指動脈から吹き出すような画像として描出される(図 4)．そのため，拍動によって動脈が収縮し穿通枝に血流が流れ込む際にはその存在が確認できるが，拍動

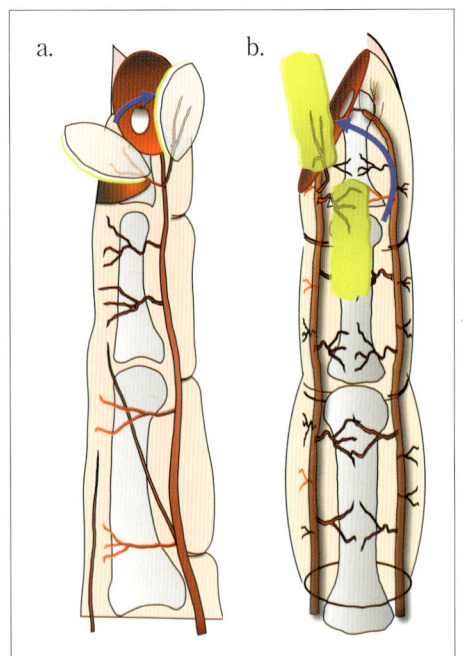

図 5.
指尖部損傷に対するデザイン
指尖部の斜め切断は非常に良い適応であり，通常は背側への穿通枝を茎とした DAP flap をデザインする(a)．もし，背側の皮膚に損傷があれば掌側の DAP-A flap を挙上し，遊離植皮を行う(b)．
(Flap design for the finger tip defect. DAP flap with the dorsal perforator is most appropriate for the finger tip skin defect. When the dorsum of digit was injured, volar DAP-A flap is transferred.)

のインターバルでは描出されない．全身麻酔の場合は通常やや徐脈となっており，術前の覚醒時に検出できた穿通枝もその存在を見逃しやすくなる．徐脈であればそのことを念頭に置いて，通常よりもさらにゆっくりと穿通枝を検索する必要がある．

④ 挙上したい DAP flap を背側または側方にデザインする予定ならば指動脈からの背側もしくは側方への穿通枝の分岐部を検索する．掌側のDAP flap もしくは DAP-A flap を挙上するのであれば指動脈からの掌側もしくは屈筋腱方向への穿通枝の分岐部を検索する．またいずれの場合においても，検索された穿通枝の分岐がデザインされる皮弁・脂肪弁の中心付近になければ，穿通枝が分岐後に皮弁・脂肪弁に含まれるかどうか長軸方向(縦断面)でその方向を確認する必要がある．

種々の DAP flap・DAP-A flap のデザイン

1．指尖部損傷

前述のように指尖部の斜め切断は非常に良い適応である．通常は背側への穿通枝を確認し，その穿通枝を茎とした DAP flap をデザインする(図 5-a)．可能であれば穿通枝と共に背側への神経を含めた知覚皮弁として挙上し，回転させて指尖部

を被覆する．挙上方法は fasciocutaneus flap に準じて伸筋腱の腱傍織(paratenon)上で皮弁を挙上する．もし，背側の皮膚に損傷があれば掌側のDAP-A flap を挙上し，遊離植皮を行う(図 5-b)．

2．指背部皮膚欠損

指背部の皮膚欠損に対しては，背側への穿通枝を確認しその中枢または末梢の背側に DAP flapをデザインする(図 6)．背側の脂肪量が十分にあれば DAP-A flap を挙上し遊離植皮を行っても良い．また側方への良好な穿通枝がある場合は，側面に DAP flap をデザインすることも可能である．背側や側方への穿通枝より掌側や屈筋腱方向への穿通枝の方が血行が良好なこともあり，その際には屈筋腱上の DAP-A flap を挙上して背側に回転させて遊離植皮を行う．

3．側方部皮膚欠損

側方部の皮膚欠損には背側への穿通枝を茎としたDAP flap が良い適応である．皮膚欠損部の中枢側で背側への穿通枝を確認し DAP flap をデザインして移行する(図 7)．掌側からの DAP-A flap の移行は，固有指部の側面にはやや bulky になるため整容的に好ましくないことがある．

4．掌側部皮膚欠損

掌側部の皮膚欠損に対しては，側方への穿通枝を確認しその中枢または末梢の側方に DAP flapをデザインする(図 8)．皮膚欠損が大きい場合は，側方から背側にかけて DAP flap を拡大してデザインして対応する．拡大した皮弁内に背側への穿通枝が確認できれば，その穿通枝も含めて皮弁を挙上して移行する．前述のように掌側や屈筋腱方向への穿通枝の方が血行が良好な際には，やはり屈筋腱上の DAP-A flap を挙上して回転させて皮

a	b	c	d
e	f		

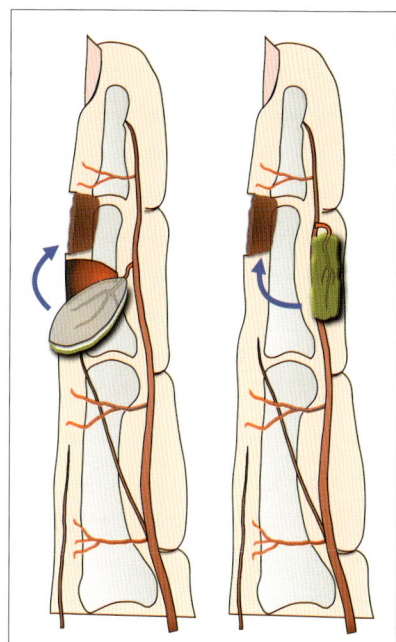

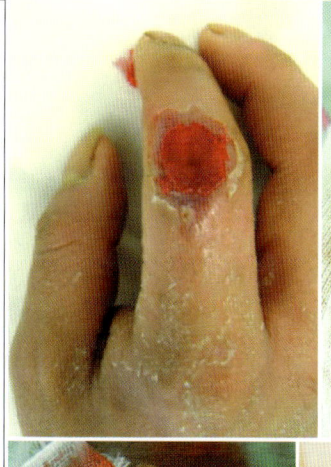

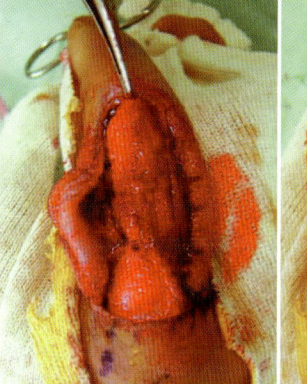

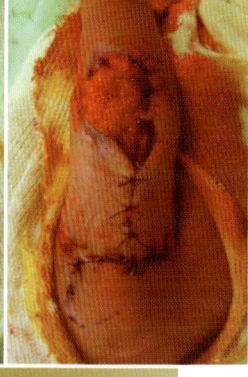

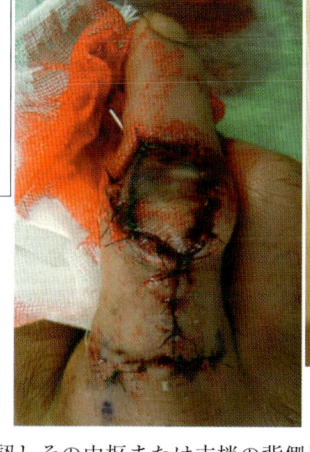

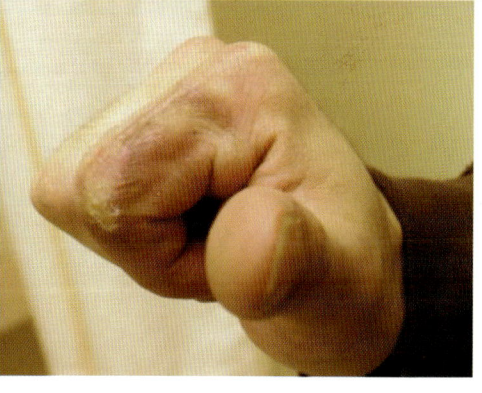

図 6.
指背部皮膚欠損に対する
デザイン
 a：背側への穿通枝を確認しその中枢または末梢の背側に DAP flap をデザインする(左). 掌側や屈筋腱方向への穿通枝の方が血行が良好な場合は，屈筋腱上の DAP-A flap を挙上して背側に回転させて遊離植皮を行う(右).
 b～f：症例：28歳, 男性. 右中指 PIP 関節背側の皮膚欠損に対して, 背側の DAP-A 皮弁を移行し遊離植皮を行った.
(Flap design for the dorsal defect. DAP flap proximally to the defect with the dorsal perforator or volar DAP-A flap is most suitable.
Case : 28 y. o. male. Volar DAP-A flap with the split-thickness skin graft was transferred to the dorsal skin defect.)

図 7.
側方部皮膚欠損に対するデザイン
側方部の皮膚欠損には，指背側と同様に背側への穿通枝を茎とした DAP flap が良い適応である(a). 掌側からの DAP-A flap の移行も容易であるが, 固有指部の側面にはやや bulky となる.
(Flap design for the lateral defect. Dorsal DAP flap or volar DAP-A flap is most relevant.)

図 8.
掌側部皮膚欠損
側方への穿通枝を確認しその中枢または末梢の側方に DAP flap をデザインする(a). 皮膚欠損が大きい場合は,側面から背側にかけて DAP flap を拡大する. 屈筋腱上の DAP-A flap を挙上して回転させて皮膚欠損部に移行することも容易である.
(Flap design for the volar defect. Lateral DAP flap is optimal. When the defect size is relatively large, volar DAP-A flap proximally to the defect is suitable.)

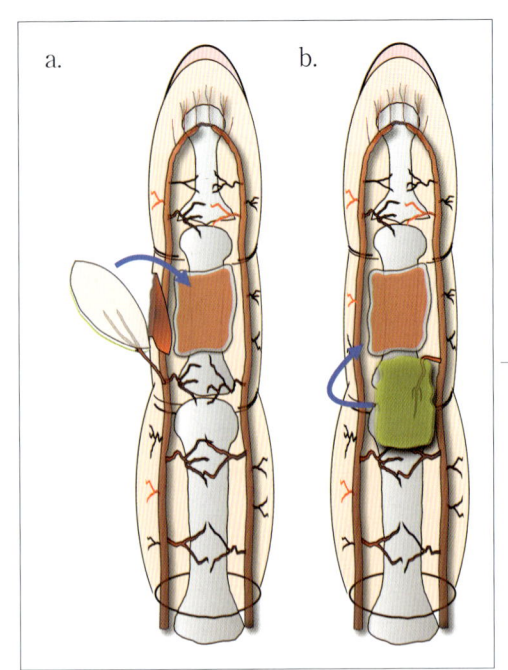

膚欠損部に移行し遊離植皮を行う.

5. 神経損傷部位の被覆

神経損傷後の指神経癒着剝離後や神経縫合後に, 再癒着防止および緩衝材作用を目的に DAP-A flap で指神経を被覆する際には, 神経損傷部の中枢側の穿通枝を茎とした DAP-A flap を挙上し神経癒着部・損傷部よりやや大きな範囲を被覆するように移行する. 術前に損傷部の中枢側でカラードップラを用いて損傷した指神経の同側および反対側の穿通枝を検索し, 血行の良好な穿通枝を確認した上で同側または反対側の DAP-A flap のいずれかを回転させるようにする(図9). 移行後には脂肪弁が損傷部位から移動しないように 7-0 または 8-0 PDS で固定する.

6. 伸筋腱滑動床の再建

伸筋腱損傷後の可動域獲得には, 伸筋腱の良好な滑動が必須となる. 特に腱周囲組織の損傷が著しい新鮮例や, 腱剝離を要する陳旧例, 腱移植例などでは腱の再癒着の可能性が高い. 術後のリハビリも重要であるが屈筋腱と異なり強固な縫合による早期運動療法は困難であることを考えれば, 良好な伸筋腱の滑動床を再建することが必要と考えられる. その際には腱の癒着が懸念される部位の末梢もしくは中枢で背側への指動脈穿通枝を茎とした adipofascial flap を挙上し, 伸筋腱と指節骨の間に移行し滑動床とする. 移行後は flap を 6-0 PDS で固定する.

考 察

有茎 DAP flap, DAP-A flap は, 主要動脈を犠牲にすることなく比較的短時間で挙上できるためその有用性は高い. 概念的には石川ら[10]が述べているように指動脈の分枝を利用した fasciocutaneus flap である.

近年, 種々の穿通枝皮弁が報告されるとともに, その解剖学的検討と画像学的検索も多く報告されている. しかし指動脈穿通枝に着目した解剖学的検索は少なく, Strauch らは指動脈の背側枝として固有指動脈から各指節ごとに少なくとも 2 本ずつ存在しているとしている[11]. また Ozcanli らはその背側への穿通枝と背側への固有指神経からの分枝を含めた知覚皮弁としての穿通枝皮弁を挙上し, s2PD は 4 mm 以下と良好な知覚を維持したことを報告した[2].

Toia らは手掌部において小指への尺側指動脈について掌側への豊富な穿通枝の存在を報告し[12], Gasiunas らは総掌側指動脈からの掌側へ 4~8 本の穿通枝が検索されたとしている[13]. しかし固有指動脈以遠の穿通枝については解剖学的検索は渉猟し得ない.

穿通枝に関する画像学的検索は, 画像診断技術の進歩とともに穿通枝のような口径の小さな動脈の描出が可能となり数多くの報告がなされている. 特に MRI や MDCT を用いて, 前外側大腿皮弁や深下腹壁動脈穿通枝皮弁などについてその有

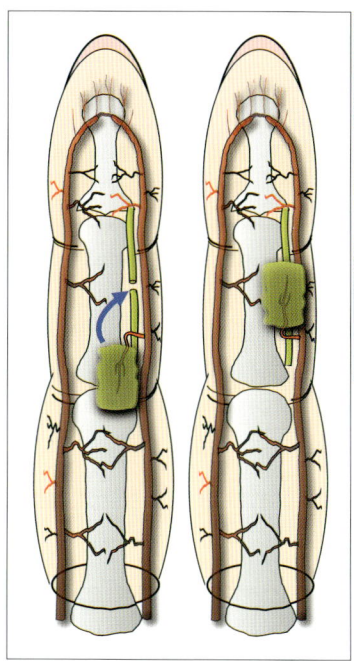

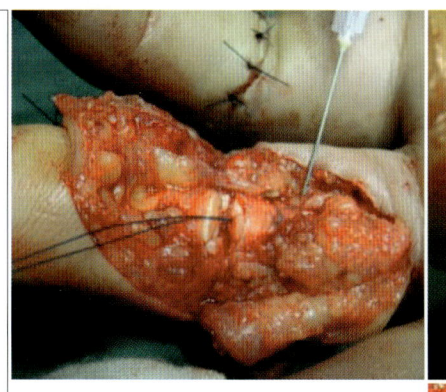

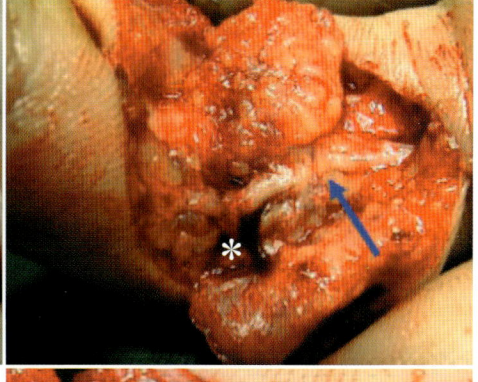

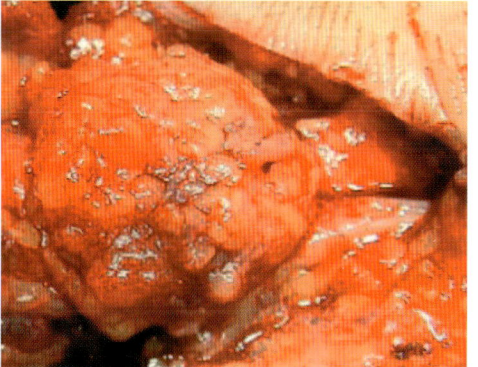

a	b	c
	d	

図 9. 神経損傷部位の被覆

a：神経損傷後の再癒着防止および緩衝剤作用目的に DAP-A flap で指神経を被覆する際には，神経損傷部より中枢側の穿通枝を茎とした DAP-A flap を挙上し(左)，末梢側に回転させて神経を被覆する(右)．移行後には脂肪弁を 7-0 または 8-0 PDS で固定する．

b～d：症例：37 歳，男性．右中指尺側指神経損傷に対して，穿通枝脂肪弁による被覆を行った．（＊は縫合部，矢印は穿通枝）

(Flap design for the coverage of the digital nerve lesion. DAP-A flap proximally to the digital nerve lesion is transferred and covered the digital nerve lesion to prevent the adhesion around the injured digital nerve.

Case : 37 y. o. male. In the case of the ulnar digital nerve injury in middle finger, after the repair of the digital nerve DAP-A flap was transferred and covered the sutured nerve lesion.)

用性が報告されている．また Cina らはカラードップラを MDCT と比較しいずれも精度が高く有用であるとし[14]，さらに中川らは前外側大腿皮弁穿通枝の検索においてはカラードップラの方が優れていると述べており，その有用性は広く認知されるようになってきている[7]．

カラードップラ検査における穿通枝の検索は，ある程度の熟練と経験を要する．しかし，MDCT と異なり被曝はなく，MRI などと比較しても検査料も安価で，術直前に麻酔後に短時間で検査が可能である[15]．特に MDCT や MRI が進歩したとはいえ，非常に細かな穿通枝を描出することは困難であり現時点では指動脈穿通枝の検索はカラー

ドップラが最も適していると考える．また，今回使用した L8-18i-SC プローブのような高い周波数帯域(8～18 MHz)のプローブを用いることにより，より微細な穿通枝も検索が可能となった．今後は，カラードップラによる穿通枝の検索は，穿通枝皮弁を行う際に必須の技術となっていくものと考えられる．

結　語

有茎 DAP flap・DAP-A flap は逆行性指動脈皮弁と異なり主幹動脈である指動脈を犠牲にしない．固有指部において多くの穿通枝が存在するためデザインの自由度が高い．DAP flap 単独や

DAP-A flap に遊離植皮という組み合わせでも用いることができるなどその利点は大きい．欠点としては，大きさに限界がある，幅が 1 cm を超える DAP-A flap には遊離植皮が必要である，bulky な軟部組織が必要な際には不向きなことが挙げられる．しかし，カラードップラにより穿通枝の局在が確認できることなどにより手術時間の短縮も可能であり，今後もさらに普及していくものと考えられる．

参考文献

1) Koshima, I., et al.：Digital artery perforator flaps for fingertip reconstructions. Plast Reconstr Surg. **118**(7)：1579-1584, 2006.
   Summary　初の digital artery perforator flap の報告．

2) Ozcanli, H., et al.：Innervated digital artery perforator flap. J Hand Surg Am. **38**(2)：350-356, 2013.
   Summary　Digital artery perforator flap に神経を含めた知覚皮弁としての報告．

3) Mitsunaga, N., et al.：Digital artery perforator (DAP) flaps：modifications for fingertip and finger stump reconstruction. J Plast Reconstr Aesthet Surg. **63**(8)：1312-1317, 2010.
   Summary　Digital artery perforator flap を取りまとめた報告．

4) Kawakatsu, M., et al.：Dorsal digital perforator flap for reconstruction of distal dorsal finger defects. J Plast Reconstr Aesthet Surg. **63**(1)：e46-50, 2010.

5) Uemura, T., et al.：Radial artery perforator adiposal flap for coverage of the scarred median nerve. J Plast Reconstr Aesthet Surg. **66**(7)：1019-1021, 2013.
   Summary　神経の癒着防止に筋膜脂肪弁ではなく筋膜を除いて穿通枝脂肪弁を初めて用いた．

6) 金城養典ほか：伸筋腱手術における癒着予防のための adipofascial flap の利用．日本マイクロ会誌．**27**：5-10，2014.
   Summary　腱の癒着防止に穿通枝筋膜脂肪弁を用いて良好な成績をおさめている．

7) 中川雅裕ほか：【穿通枝皮弁マニュアル】穿通枝皮弁挙上のための超音波検査．PEPARS．**37**：11-18，2010.

8) Neil-Dwyer, J. G., et al.：Magnetic resonance angiography in preoperative planning of deep inferior epigastric artery perforator flaps. J Plast Reconstr Aesthet Surg. **62**(12)：1661-1665, 2009.
   Summary　MRI Angiography を DIEP 皮弁の穿通枝検索に用いた．

9) Rozen, W. M., et al.：Developments in perforator imaging for the anterolateral thigh flap：CT angiography and CT-guided stereotaxy. Microsurgery. **28**(4)：227-232, 2008.
   Summary　CT Angiography を ALT 皮弁の穿通枝検索に用いた．

10) 石川浩三ほか：指動脈背側枝・掌側枝皮弁　我々の作製法について．日手会誌．**17**：720-725，2001.
    Summary　現在の概念では指動脈穿通枝に含まれる指動脈背側枝および掌側枝による皮弁．

11) Strauch, B., et al.：Arterial system of the fingers. J Hand Surg Am. **15**(1)：148-154, 1990.
    Summary　穿通枝としての記載はないが指動脈の詳細な解剖について述べた報告．

12) Toia, F., et al.：The little finger ulnar palmar digital artery perforator flap：anatomical basis. Surg Radiol Anat. **35**(8)：737-740, 2013.
    Summary　手掌部での小指尺側指動脈穿通枝に関する解剖学的検討．

13) Gasiunas, V., et al.：Volar perforators of common digital arteries：An anatomical study. J Hand Surg Eur. Mar 24, [Epub ahead of print] 2014.
    Summary　手掌部での掌側総指動脈穿通枝に関する解剖学的検討．

14) Cina, A., et al.：Planning breast reconstruction with deep inferior epigastric artery perforating vessels：multidetector CT angiography versus color Doppler US. Radiology. **255**(3)：979-987, 2010.
    Summary　DIEP 皮弁における MDCT とカラードップラの比較．

15) 佐次田保徳ほか：組織移植における術前ルーティーン検査・評価．穿通枝皮弁におけるカラードプラエコーの有用性．日本マイクロ会誌．**26**：1-9，2013.
    Summary　カラードップラを用いた穿通枝の検索．

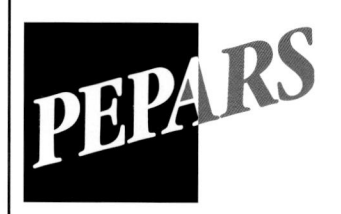

◆特集／有茎穿通枝皮弁による四肢の再建

手・上肢

背側中手動脈穿通枝皮弁
(Dorsal metacarpal artery perforator flap ; DMAP flap)

山下　修二*

Key Words：背側中手動脈穿通枝皮弁(dorsal metacarpal artery perforator flap), スーパードレナージ(superdrainage), 穿通枝皮弁(perforator flap), 拡大皮弁(extended flap)

Abstract　背側中手動脈穿通枝皮弁は，手指背側の軟部組織欠損の再建に有用な皮弁である．挙上手技の簡便さと機能的，整容的な結果が優れている点から，近年注目されつつある皮弁である．本皮弁の，適応と限界について述べ，さらに拡大皮弁への可能性についても言及する．

はじめに

手指背側の軟部組織欠損は，容易に伸筋腱や骨の露出を伴うため皮弁による再建が必要になる．手背は，手指の再建において，色調，質感に優れ，皮弁採取部として整容性が高い部位である．背側中手動脈から立ち上がる穿通枝を使用した背側中手動脈穿通枝皮弁は，Quaba[1]により報告され，挙上手技も容易なことから，近年，その追試が報告されるようになってきている[2)~4)]．筆者の経験も踏まえて本皮弁について詳述する．

背側中手動脈に基づく皮弁の変遷

背側中手動脈を使用した皮弁は，Kite flap や Flag flap により広く普及した．Kite flap は，第1背側中手動脈を血管柄とした知覚皮弁であり，主に母指の再建に使用された[5)]．Flag flap は，当初，真皮下血管網により栄養される皮弁と考えられていたが[6)7)]，後に背側中手動脈から末梢へ連続する背側指動脈により栄養される皮弁であることがわかっている[8)]．両者とも手指背側から皮弁を採取するため，皮弁採取部の閉鎖には植皮が必要になる．その後，Earley ら[9)]により，第1，第2背側中手動脈の詳細な解剖研究が行われ，dorsal metacarpal flap(背側中手動脈皮弁)が報告された．1990年，Maruyama[10)]は，背側中手動脈皮弁を逆行性皮弁として報告した．手背から皮弁を挙上することで，より広範な手指軟部組織欠損の再建を行うことができるようになった．同年，Quaba[1)]は，MP 関節レベルから立ち上がる背側中手動脈の穿通枝を利用した穿通枝皮弁を報告している．この Quaba flap は，背側中手動脈を含めないで皮弁挙上が行えるため，挙上手技が容易である．また，皮弁の生着域も背側中手動脈を含めた場合と変わらない．現在，Quaba flap は，背側中手動脈穿通枝皮弁として手指の再建において注目されてきている．

血管解剖

手背皮膚の血流は，背側中手動脈を中心に橈骨動脈，前骨間動脈の終末(皮)枝，尺骨動脈背側手根枝からの穿通枝により栄養されている．第1背側中手動脈は直接橈骨動脈から分岐し，第2~4背側中手動脈は背側手根動脈網から分岐し，それぞれ中手骨間隙を走行する．また，中手骨遠位部

---

* Shuji YAMASHITA, 〒700-8511　岡山市北区伊福町 1-17-18　岡山済生会総合病院形成外科

と近位部でそれぞれ浅掌側動脈と深掌側動脈との交通枝を認める．最終的に，指間部で隣接する指の背側指動脈に分岐する．背側中手動脈は，欠損例が報告されており，尺側にいくほどその傾向が強い．第4背側中手動脈については，17〜30%欠損することが報告されている[11)〜13)]．特に，手背の遠位2/3は背側中手動脈の穿通枝により栄養されており，その穿通枝は中手骨頚部，骨幹部，基部の3か所から立ち上がる．その中でも，最も遠位に存在する中手骨頚部から立ち上がる穿通枝の数が最も多く，その血管径は0.1〜0.3 mm ほどである[14)]．本皮弁では，この最も遠位にある穿通枝を使用する．背側中手動脈が欠損している場合でも，深掌側動脈弓の分枝から穿通枝が立ち上がるため，穿通枝の欠損を心配する必要はない[2)]．したがって，背側中手動脈穿通枝皮弁は，背側中手動脈が欠損することの影響を受けることはなく，常に皮弁を挙上することができる．

<h2 style="text-align:center">手術手技</h2>

伝達麻酔のうえ，駆血帯下に手術を行う．皮弁挙上にあたってはサージカルルーペ下に行うことが望ましい．

皮弁は，背側中手動脈の遠位側で中手骨頚部付近から立ち上がる穿通枝がピボットポイントとなるようにデザインする．皮弁の長さは，MP 関節から伸筋支帯の遠位端（手関節背側のクリーゼを目安にする）までとし，幅は，隣接する中手骨までとする．この際，なるべく皮静脈を含めるようにすることが皮弁の血行を安定させるためにも重要である．皮弁の挙上は，中枢側から末梢側に伸筋腱のパラテノン上で行う．橈骨神経浅枝や尺骨神経浅枝があれば温存するようにする．皮弁基部で穿通枝が確認できたら，穿通枝の周囲組織は皮弁の回転の邪魔にならない程度残して，完全に挙上する．挙上した皮弁を 180° 回転し，欠損部を被覆する．皮弁採取部は縫縮する．

症例 1：20 歳，男性（図 1-a〜f）

反毛機による受傷で，右中指 PIP 関節部の背側皮膚と伸筋腱の欠損，そして PIP 関節の露出を認めた．第2背側中手動脈穿通枝皮弁を用いて欠損部の再建を行った．第2背側中手動脈の穿通枝を基部とし，2×10 cm の皮弁をデザインした．この際，皮弁の血行を安定させるために，皮静脈をなるべく皮弁に含めるようにした．皮弁は，中枢側から伸筋腱のパラテノン上で挙上していき，橈骨神経浅枝は温存した．皮弁を 180° 回転し，欠損部を被覆した．皮弁採取部は縫縮している．皮弁は完全生着したが，術後経過で，伸筋腱欠損に伴う伸展障害がでてきたため，2期的に lateral band を用いて腱形成を行った．術後 10 か月の状態では，PIP 関節の可動域は良好であり，整容的にも満足のいく結果であった．

<h2 style="text-align:center">本皮弁の適応と限界，そして Superdrainage 併用による拡大皮弁への応用</h2>

背側中手動脈穿通枝皮弁の生着範囲について，中枢側は伸筋支帯遠位端までと考えられている[2)15)]．そのため，本皮弁は，PIP 関節までの伸筋腱，骨露出を伴う軟部組織欠損例に適応がある．DIP 関節に及ぶ欠損を再建するためには，生着範囲を超えて皮弁をデザインする必要がある．これまで，皮弁のデザインを延長せずに DIP 関節以遠の再建を行った報告はあるが，穿通枝を含めた深部の血管処理を行う必要があり，手技がやや煩雑である[16)]．筆者は，皮弁の生着域を拡大することを目的に，皮弁先端に静脈を含めるようにし，Superdrainage を行っている．本法により，皮弁は，生着域の限界と考えられている伸筋支帯遠位端を超えて自由にデザインすることができ，手指尖端までの欠損を再建できるようになる．

症例 2：49 歳，男性．DIP 関節を超える欠損例（図 2-a〜e）

熱傷による受傷で，左示指背側の指尖部から PIP 関節にかけての皮膚欠損により末節骨と伸筋腱が露出していた．指尖部に及ぶ再建が必要であったため，2×11.5 cm の第2背側中手動脈穿通枝皮弁をデザインした．皮弁は，中枢側で伸筋

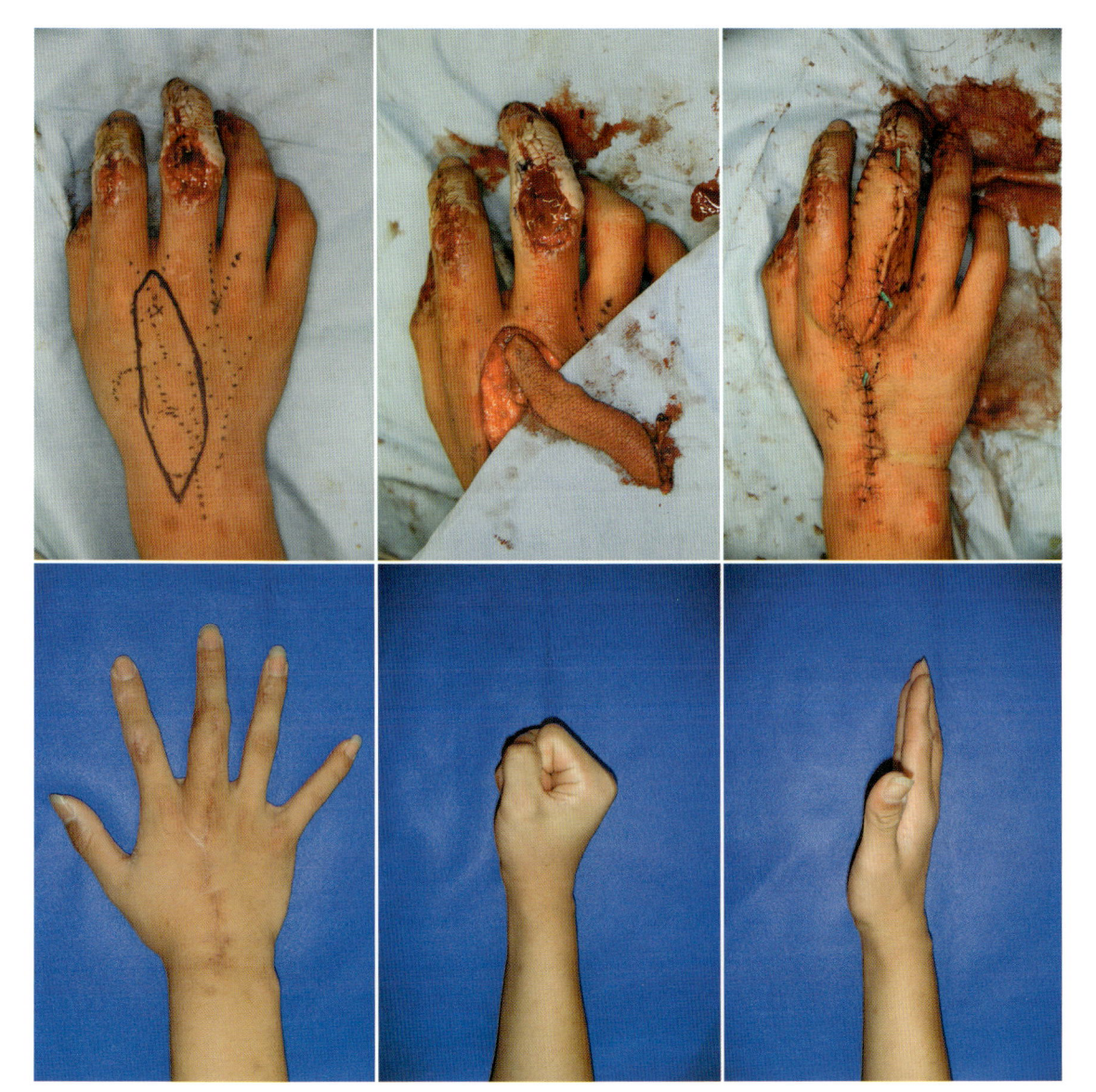

a	b	c
d	e	f

図 1. 症例 1：20 歳，男性．右中指挫滅創

a：右中指 PIP 関節の伸筋腱欠損に伴う関節露出と第 2 背側中手動脈穿通枝皮弁のデザイン
b：皮弁挙上
c：皮弁による欠損部の被覆直後の状態．皮弁採取部は縫縮している．
d～f：術後 10 か月の状態．皮弁は完全生着し，整容面も問題ない．PIP 関節の可動域も良好である．

(Case 1：20 year-old man with crush injury of the right middle finger
a：Dorsal metacarpal artery perforator(DMAP) flap was designed. PIP joint of right middle finger was exposed following a defect of extensor tendon.
b：Flap elevation
c：Resultant defect was covered with DMAP flap, and the donor site was closed primarily.
d～f：Aesthetic and functional outcomes ten months after surgery)

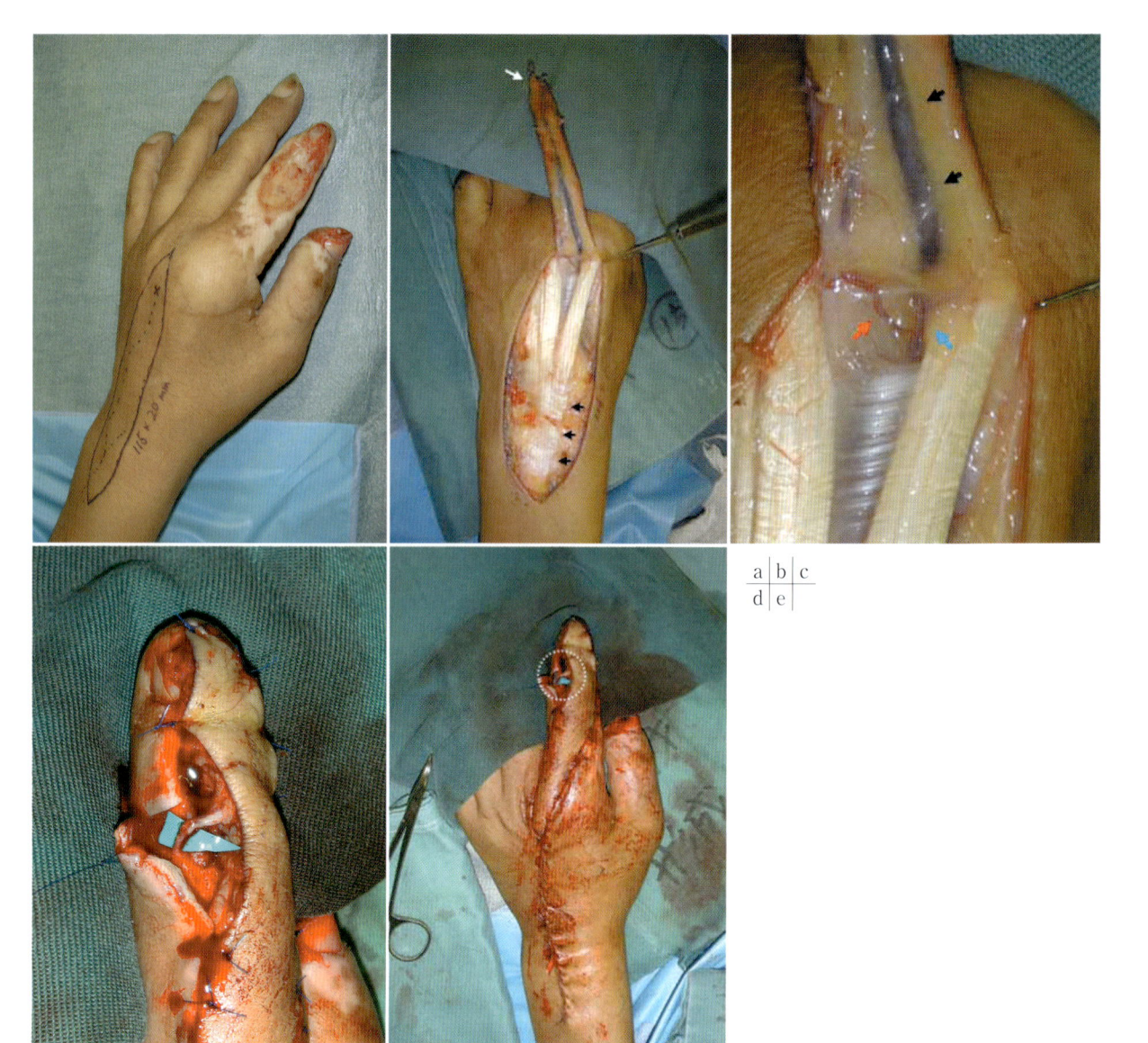

図 2. 症例 2：49 歳，男性．左示指熱傷
a：右示指の PIP 関節以遠の皮膚欠損で伸筋腱と末節骨が露出．第 2 中手動脈穿通枝皮弁をデザイン
b：皮静脈を含めて皮弁を挙上．白矢印：皮弁先端に含めた皮静脈，黒矢印：伸筋支帯
c：皮弁基部で背側中手動脈（青矢印）からの穿通枝（赤矢印）を認める．黒矢印：皮弁に含めた皮静脈
d：皮弁先端の皮静脈を欠損部の静脈に血管吻合し Superdrainage した．
e：皮弁による欠損部の被覆直後の状態．皮弁採取部は縫縮している．白点線：Super-drainage した部位

(Case 2：49 year-old man with burn injury of the left index finger
a：DMAP flap design. Skin defect including exposure of extensor tendon and distal phalanx
b：Flap elevation. White arrow：dorsal metacarpal artery, black arrow：cutaneous vein
c：Red arrow：perforator, black arrow：dorsal metacarpal artery, black arrow：cutaneous vein
d：Cutaneous vein of the flap was anastomosed for superdrainage.
e：The defect was covered with DMAP flap, and primary closure was performed at donor site. White dot circle：anastomotic site.)

支帯遠位端を越えて採取する必要があったため，皮弁先端に皮静脈を含めた．皮弁基部で，背側中手動脈から立ち上がる穿通枝を確認し，皮弁を完全に挙上した．皮弁先端の静脈は，欠損部の静脈と血管吻合し，Superdrainage した後に，欠損部を被覆した．皮弁採取部は縫縮している．

まとめ

背側中手動脈穿通枝皮弁の長所は，背側中手動脈を犠牲にすることがなく，伸筋腱の処理も必要ないため，皮弁挙上が容易であり，挙上にかかる時間が短いことである．また，整容面でも色調と質感に優れており，術後瘢痕がほとんど目立たない．背側中手動脈から立ち上がる穿通枝は，背側中手動脈が欠損する場合であっても深掌側動脈弓から立ち上がる穿通枝が代用するため，常に存在すると考えてよく，第1〜第4骨間隙において安心・確実に皮弁挙上を行うことができる．再建できる範囲も，Superdrainage を併用することで静脈還流が安定し，皮弁の長軸方向への拡大を安全に行えるため，手指全長にわたる再建が可能になる．

文 献

1) Quaba, A. A., et al.：The distally-based dorsal hand flap. Br J Plast Surg. **43**(1)：28-39, 1990.
2) Sebastin, S. J., et al.：Application of the dorsal metacarpal artery perforator flap for resurfacing soft-tissue defects proximal to the fingertip. Plast Reconstr Surg. **128**(3)：166e-178e, 2011.
3) Bailey, S. H., et al.：The dorsal metacarpal artery perforator flap：a case report utilizing a Quaba flap harvested from a previously skin-grafted area for dorsal 5th digit coverage. Hand(NY). **5**(3)：322-325, 2010.
4) Perera, N. K., et al.：First web space reconstruction using a dorsal metacarpal artery perforator flap：a further application of the Quaba flap. Plast Reconstr Surg. **133**(1)：74e-76e, 2014.
5) Foucher, G., et al.：A new island flap transfer from the dorsum of the index to the thumb. Plast Reconstr Surg. **63**：344-349, 1979.
6) Vilain, R., et al.：Use of the flag flap for coverage of a small area on a finger or the palm. 20 years experience. Plast Reconstr Surg. **51**：397-401, 1973.
7) Iselin, F.：The flag flap. Plast Reconstr Surg. **52**：374-377, 1973.
8) Lister, G.：The theory of the transposition flap and its practical application in the hand. Clin Plast Surg. **8**(1)：115-127, 1981.
9) Earley, M. J., et al.：Dorsal metacarpal flaps. Br J Plast Surg. **40**(4)：333-341, 1987.
10) Maruyama, Y.：The reverse dorsal metacarpal flap. Br J Plast Surg. **43**(1)：24-27, 1990.
11) Adachi, B.：Anatomie der Japaner 1：Das Arteiensystem der Japaner. Kyoto：Kaiserlich-Japanischen Universitat zu Kyoto. p375-423, 1928.
12) Coleman, S. S., et al.：Arterial pattern in the hand based upon a study of 650 specimens. Surg Gynecol Obstet. **113**：409-424, 1961.
13) Benito, J. R., et al.：Is the reversed fourth dorsal metacarpal flap reliable?. J Hand Surg Br. **25**(2)：135-139, 2000.
14) 面川庄平，重松浩司，田中康仁，Ryu, J., 玉井進；背側中手動脈皮弁についての解剖学的新知見．日手会誌．**18**(6)：831-833, 2001.
15) Dautel, G., et al.：Dorsal metacarpal reverse flaps. Anatomical basis and clinical application. J Hand Surg Br. **16**(4)：400-405, 1991.
16) Karacalar, A., et al.：A new approach to the reverse dorsal metacarpal artery flap. J Hand Surg Am. **22**(2)：307-310, 1997.

瘢痕・ケロイド治療ジャーナル
投稿論文受け付け開始のお知らせ

編集／瘢痕・ケロイド治療研究会

世界をリードする瘢痕・ケロイド治療の最前線！
形成外科、皮膚科、放射線科など関係各科の
最新知見がつまった瘢痕・ケロイド治療研究会の
オフィシャル・ジャーナル！
瘢痕・ケロイドの治療に携わる各医家必読誌！！！

年1回発行　　オールカラー　　毎号約80頁

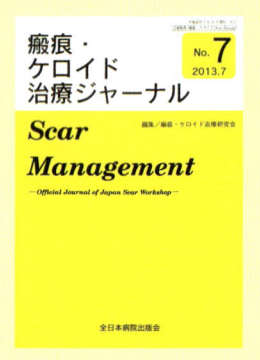

投稿論文の受け付けを開始しました

本誌では、No.9（2015年発行）から、以下の論文の投稿を受け付けます。
1）原著論文：基礎研究、臨床研究（掲載費　5000円／1頁）
2）総説：臨床・基礎研究の背景・重要性が述べられたもの（掲載費　5000円／1頁）
3）短報・レター：まだエビデンスはないものの、読者に伝えるべき重要な報告（掲載無料）
※瘢痕・ケロイド治療研究会発表プロシーディングは例年通り掲載させていただきます。

●瘢痕・ケロイド治療研究会　会報編集委員会●

◎小川　令　　赤石諭史　　秋田定伯　　貴志和生　　河野太郎　　清水史明
　須永　中　　土佐泰祥　　長尾宗朝　　松村　一　　村尾尚規　　山脇聖子　　五十音順（敬称略）

研究会オフィシャルホームページ　http://www.scar-keloid.com/

投稿についての詳細は、下記の本ジャーナル編集部までお問い合わせください。

(株)全日本病院出版会

〒113-0033　東京都文京区本郷3丁目16-4
TEL：03-5689-5989　　FAX：03-5689-8030
E-mail：jsw-edit@zenniti.com　　編集部：鈴木由子（よりこ）・松澤玲子

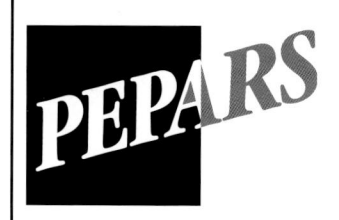

◆特集／有茎穿通枝皮弁による四肢の再建

手・上肢

橈骨動脈穿通枝皮弁を用いた手指再建
（RAP flap for hand reconstruction）

林　明辰[*1]　山本　匠[*2]　吉松英彦[*3]　林　伸子[*4]
成島三長[*5]　古屋恵美[*6]　播摩光宣[*7]　光嶋　勲[*8]

Key Words：橈骨動脈穿通枝皮弁（radial artery perforator flap），低侵襲（minimum invasive），整容的再建（esthetic reconstruction），手外科（hand surgery），脂肪筋膜弁（adipofascial flap）

Abstract　　手指，特に手関節から手背にかけての皮膚軟部組織欠損に対して，これまで様々な皮弁が開発されてきたが，それらは橈骨動脈本幹を犠牲にし侵襲度の大きいものであった．その欠点を補うため，穿通枝皮弁の発展に伴い開発された橈骨動脈穿通枝皮弁は，橈骨動脈を犠牲にすることなく，欠損部の状態に応じて前腕の皮膚や皮下組織，筋膜をそれぞれあるいは同時に移植することができる．それゆえ，橈骨動脈穿通枝皮弁は，従来の皮弁と比較し，手指の血行の犠牲を最小限に機能的かつ整容的な手指再建を可能とするものである．穿通枝皮弁の概念がより身近になった現在，橈骨動脈穿通枝皮弁は手外科分野を中心にさらに広く適用される可能性が高い再建方法である．

はじめに

　深部組織の露出を伴う手指や前腕の軟部組織欠損や骨欠損に対しては，皮弁による再建が必要となる．これまで手指に対しては局所皮弁を用いた再建がなされ，また前腕に対しては有茎腹壁皮弁あるいは有茎鼠径皮弁による再建がなされてきた．手指や前腕の組織欠損例においては，有茎皮弁では手術が二期的になることや固定期間が長くなるという欠点があるため，可能な限り1回の手術で終了させるために近年では前腕の島状皮弁が選択されている．島状皮弁としては橈側前腕皮弁や後骨間皮弁が用いられているが，これらは主要血管を犠牲にすることや血管の剝離操作が困難を伴い時間を要する，皮弁採取部に醜状瘢痕が残るなどの欠点がある．

　それに対し，近年使用され始めた橈骨動脈穿通枝皮弁は，前腕橈側の手関節付近にある橈骨動脈からの穿通枝を茎とした皮弁で，主要血管を犠牲にすることなくかつ短時間での皮弁挙上を可能とする低侵襲なものである．穿通枝皮弁の概念がより身近になった現在，本皮弁は今後さらに手外科分野のこれまでの方法に取って代わる方法になる可能性が高い．

　本稿では，橈骨動脈穿通枝皮弁の歴史，解剖，手術手技，症例について詳述する．

歴　史

　橈側前腕皮弁は，1978 年に Yang らにより初めて報告されたもので，橈骨動脈を血管柄とする皮弁である[1]．もともと遊離皮弁として用いられ，特に頭頸部の再建に使用されてきた．また，1983年に Biemer らによって橈骨前腕皮弁を逆行性皮弁として用いることにより，手の再建に対しての

[*1] Akitatsu HAYASHI，〒113-8655　東京都文京区本郷 7-3-1　東京大学医学部形成外科，医員
[*2] Takumi YAMAMOTO，同，助教
[*3] Hidehiko YOSHIMATSU，同，助教
[*4] Nobuko HAYASHI，同，医員
[*5] Mitsunaga NARUSHIMA，同，特任講師
[*6] Megumi FURUYA，同，医員
[*7] Mitsunobu HARIMA，同，医員
[*8] Isao KOSHIMA，同，教授

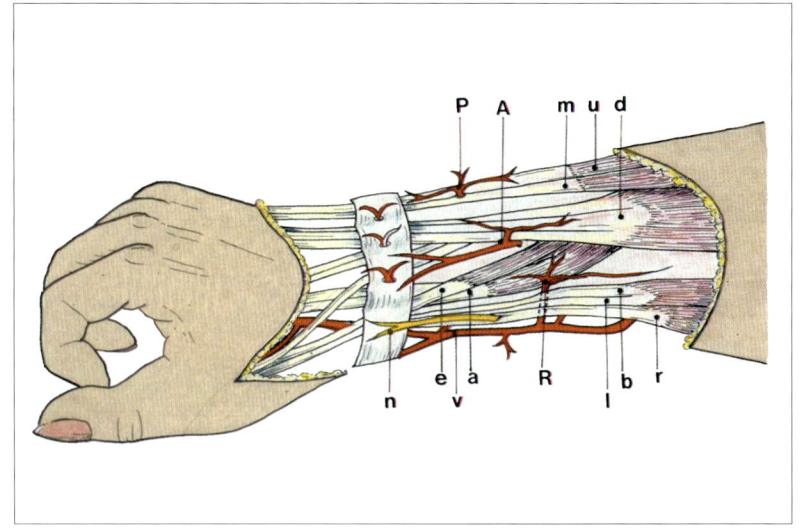

図 1. 前腕背側に認められる各種穿通枝(文献 5 より引用)
(Schematic drawing of the location of the perforators on the posterior aspect of the forearm)

R：橈骨動脈の穿通枝　　v：橈骨動脈　　　　　A：前骨間動脈の穿通枝
P：後骨間動脈の穿通枝　n：橈骨神経浅枝　　　a：短母指外転筋
e：長母指伸筋　　　　　b：短橈側手根伸筋　　l：長橈側手根伸筋
r：腕橈骨筋　　　　　　d：総伸筋　　　　　　m：小指伸筋
u：尺側手根伸筋

有用性が報告され，多くの施設で用いられるようになった．その後，前述のような橈骨前腕皮弁の欠点を補うために，Kenney らによる expanded flap や Weinzweig らによる distally based flap が報告された[3)4)]．

一方，従来の筋皮弁や筋膜皮弁で筋肉や筋膜を入れなくとも血管径 0.5 mm 前後の穿通枝のみで巨大な皮弁が生きるという穿通枝皮弁の概念が 1980 年代の後半から日本で生まれ，さらには，必要以上に筋肉や筋膜を含めない低侵襲皮弁移植術が 1990 年代中頃から始まった．それに伴い，Koshima らは，1995 年に 0.3 mm 程度の細い穿通枝 1 本で前腕背面の皮膚がほとんど生きる perforator-based flap を報告し，2002 年には全鼻欠損に対する骨付き遊離橈骨動脈穿通枝皮弁による移植術を報告している[5)6)]．その後，臨床報告数はさほど多くなかったものの，2005 年の Mateev らによる，薄くかつ分割・移動可能な shape-modified perforator flap など，現在に至るまで臨床に即した形で橈骨動脈穿通枝皮弁の改良は続いており，近年穿通枝皮弁の技術浸透と同時に，手外科分野を中心に注目度が高まってきている[7)]．

解　剖

前腕背側には，内側から外側にかけて，橈骨動脈からの穿通枝，前骨間動脈からの穿通枝，後骨間動脈からの穿通枝が存在する(図 1)．

橈骨動脈穿通枝皮弁は，橈骨動脈からの遠位における穿通枝とその伴走静脈によって栄養されている．橈骨動脈は，前腕近位において腕橈骨筋に被覆されており，前腕遠位においては橈側手根屈筋と橈骨筋腱の間を走行するが，その間に動脈本幹から平均 12 本の筋膜穿通枝を出している[8)]．その中で太い穿通枝は，前腕近位 1/3，中央 1/3，遠位 1/3 に存在している[9)]．

前腕近位の穿通枝は，前腕前面内外顆の中点から約 5 cm 遠位の間において腕橈骨筋と円回内筋の間から立ち上がる．一方，前腕遠位の穿通枝は，橈骨茎状突起から約 10 cm 近位の間において橈側手根屈筋腱，長母指外転筋腱，腕橈骨筋腱などの間から立ち上がる．なお，穿通枝径を比較すると，近位のものが遠位のものよりも大きいことの方が多く，直径 0.5〜1.0 mm 前後である．これらの穿通枝は，筋膜や神経，皮静脈，皮膚などへ細

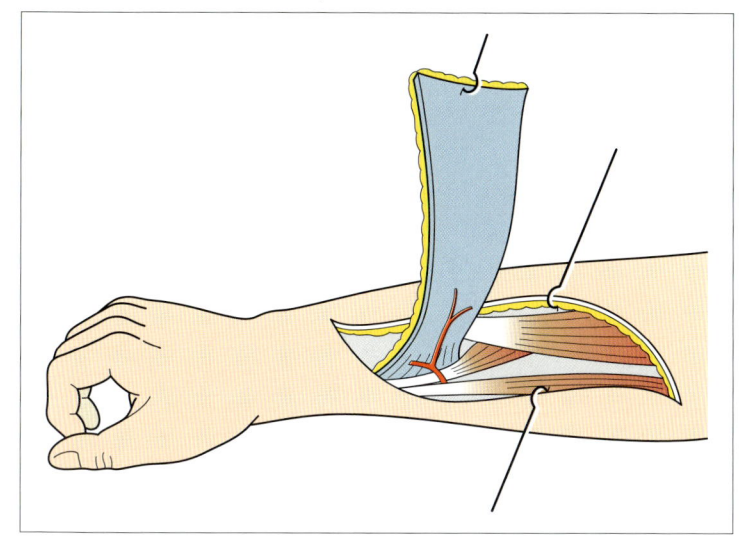

図 2. Distally perforator-based adipofascial flap の挙上

い枝を出すとともに，隣接する穿通枝同士あるいは前・後骨間動脈の穿通枝とネットワークを形成している[10]～[14]．また，これらの穿通枝には伴走静脈が必ず存在しており，それらは皮弁の静脈還流を担う．

手術手技

近位ならびに遠位の橈骨動脈穿通枝を利用し，皮弁あるいは筋膜弁が作成可能である．近位のものは主に肘関節周囲の被覆に使用され，遠位のものは手指の再建に用いられる．

今回は，遠位橈骨動脈穿通枝を用いた手指再建の際の，脂肪筋膜弁挙上の手術手技について述べる．

まず，術前に必ずドップラーや超音波エコー，3次元血管造影像などを用い数本の筋膜穿通枝を同定する．前腕遠位の橈骨動脈からの穿通枝は，外側面において橈骨茎状突起より 10 cm 近位の間から立ち上がることがほとんどである．

皮膚軟部組織欠損部周囲の瘢痕を解除した後，前腕の背外側に S 字縦切開をおく．切開の過程で，前腕外側遠位 1/3 において橈骨動脈からの背浅枝を含む数本の筋膜穿通枝を確認する．詳しく見ると，腕橈骨筋，長母指外転筋，橈側手根屈筋の腱間中隔から立ち上がり，前腕の脂肪筋膜に入るのを確認できる(図1)．脂肪筋膜弁の遠位端を離断後，前腕背側遠位より穿通枝の背浅枝を含める形で脂肪筋膜弁を挙上する(図2)．挙上の際に，筋膜穿通枝周囲が剝き出しになると脂肪筋膜弁の血行にダメージが起きてしまうため，脂肪筋膜弁近位側の穿通枝周囲の脂肪や筋膜を多く含ませるようにすることが重要となる．前腕外側の皮静脈や橈骨神経浅枝などの神経は筋膜弁に含めず前腕筋体上に温存可能である．その後，手背の組織欠損部を被覆するように脂肪筋膜弁を前腕遠位で反転させるが，その際脂肪筋膜弁の capillary vessel からの少量の出血をきちんと確認する必要がある．最後に，前腕ドナー部を縫合後，移植した脂肪筋膜弁を被覆するために全層植皮あるいは分層植皮を行い，手術終了とする．この際重要な点は，植皮上にタイ・オーバーしないことである．それは皮弁の血行障害が起こる可能性があるためである．また，表層の被覆は，厚い脂肪弁であれば分層植皮でも良好な結果が期待できる．

症 例

これまでに 6 例に橈骨動脈穿通枝皮弁を適用したが，いずれも前腕遠位の穿通枝を血管茎とするものであった．外傷 2 例，熱傷 1 例，術後瘢痕 2 例，粘液線維肉腫 1 例に適用した．2 例は皮弁として使用し，4 例は脂肪筋膜弁として皮膚軟部組織欠損や神経および伸屈筋腱の損傷例に対して使用した．5 例で完全生着したが，1 例では皮弁遠位の部分壊死を認めた(表1)．

表 1. 症例一覧

症例	年齢	性別	再建部位	原因疾患	移植方法
1	38	M	Lt. dorsal hand skin defect	熱傷	脂肪筋膜弁
2	26	M	Lt. dorsal hand skin defect	外傷	脂肪筋膜弁
3	51	M	Rt. 1st web contracture	熱傷後術後瘢痕	皮弁
4	21	F	Rt. wrist contracture	外傷後術後瘢痕	皮弁
5	47	M	Rt. dorsal hand wide defect	粘液線維肉腫	脂肪筋膜弁
6	22	F	Rt. forearm wide tendocutaneous defect	外傷	脂肪筋膜弁

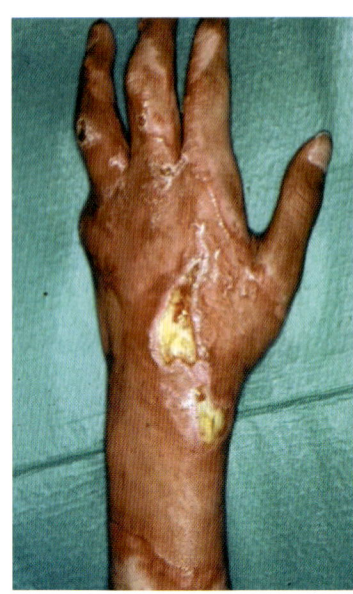

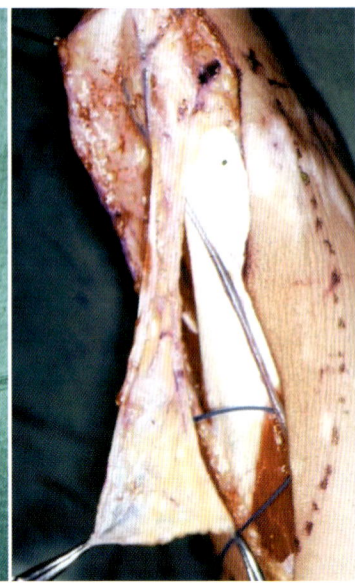

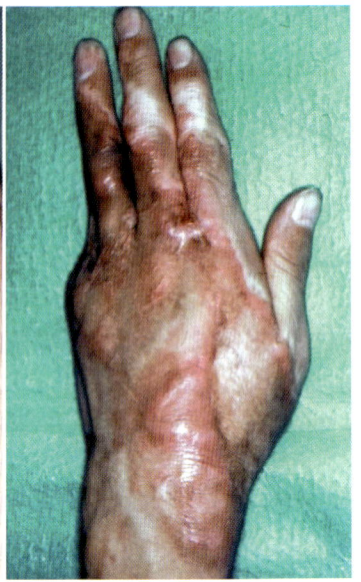

図 3. 症例 1　　　　　　　　　　　　　　　a│b│c
a：術前の状態．分層植皮施行するも伸筋腱が露出している．
b：前腕背側遠位 2/3 付近から遠位にかけて脂肪筋膜弁を採取した．
c：術後 1 年
(文献 5 より引用)
(Patient 1. A 38-year-old man with a deep dermal burn on the dorsal hand. a：Even with a split-thickness skin graft, tendon-exposing defects still remain. c：1 year after surgery.)

症例 1：38 歳，男性

交通事故による，左前腕遠位から手背にかけての深達性Ⅱ度熱傷．受傷 2 か月後に，残存した皮膚軟部組織欠損部を分層植皮で被覆するも伸筋腱が露出している状態が続いていた(図 3-a)．術前に 3 次元血管造影を行ったところ，前腕遠位外側部の橈骨茎状突起から 6～9 cm 近位において数本の筋膜穿通枝が立ち上がるのを確認することができた．受傷 6 か月後に，再建術を行った．皮膚軟部組織欠損部のデブリードマンを施行後，前腕背側遠位 1/3 において橈骨動脈浅枝を同定した．前腕背側遠位 2/3 付近から遠位にかけて脂肪筋膜弁を採取した(図 3-b)．前腕遠位の穿通枝 1 本だけを皮弁の血管茎として温存し，欠損部を被覆するように筋膜脂肪弁を反転させた．その後，分層植皮を皮弁上を被覆する形で移植し，採取部は縫縮・閉鎖した．脂肪筋膜弁および植皮片ともに完全生着した．手術 3 週後より手の自動運動を開始した．手術 1 年後，患者は問題なく左手を使用できるまで回復した(図 3-c)．

症例 2：26 歳，男性

プレス機械による手背の剥離損傷，伸筋腱の離断．受傷後すぐに腱縫合と創閉鎖行うも，剥離損傷部の皮膚は壊死し，結果的に伸筋腱の露出を伴う深い皮膚軟部組織欠損を残すこととなった(図 4-a)．術前に 3 次元血管造影を行ったところ，前腕遠位外側部の橈骨茎状突起から 4 cm 近位において 1 本の筋膜穿通枝が立ち上がるのを確認する

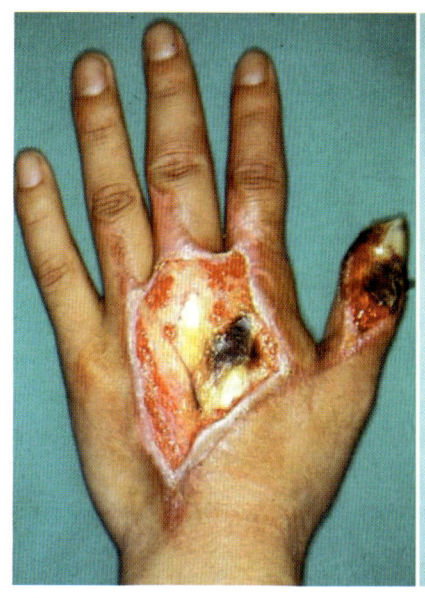

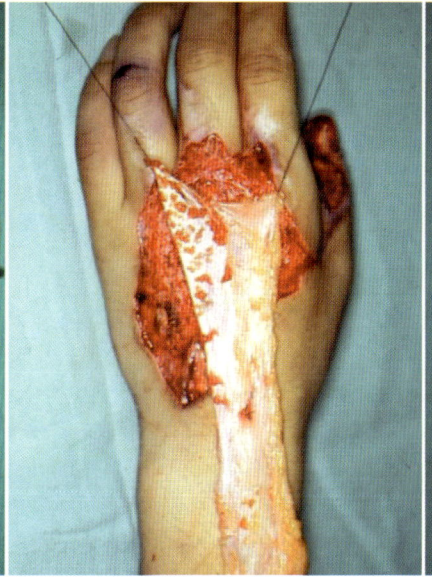

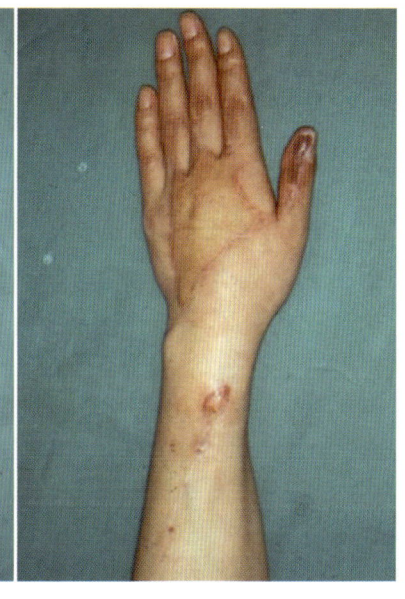

図 4. 症例 2
a：術前の状態．伸筋腱の露出を伴う深い皮膚軟部組織欠損を認める．
b：Adipofascial flap を挙上し，欠損部を被覆するように皮弁を反転させた．
c：術後 1 年
（文献 5 より引用）

(Patient 2. a：A 26-year-old woman with dorsal skin necrosis. b：A distally based adipofascial flap with a perforator is elevated and turned to cover the defect. c：One year after surgery.)

ことができた．受傷 2 か月後に，再建術を行った．壊死した剥離損傷部皮膚のデブリードマンを施行後，前腕の S 字縦切開より穿通枝を確認した．前腕背面全体から遠位の穿通枝を血管茎とした脂肪筋膜弁を挙上し，手首外側に作成した皮下トンネル下を通し欠損部を被覆するように脂肪筋膜弁を反転させた（図 4-b）．その脂肪筋膜弁上に鼠径部からの全層植皮を植えた．手術 3 週後より手の自動運動を開始した．手術 1 年後，患者は問題なく左手を使用できるまで回復し，機能的にも整容的にも良好な結果が得られた（図 4-c）．

考 察

これまで，手関節から手背にかけての皮膚軟部組織欠損に対して，有茎鼠径皮弁・腹壁皮弁をはじめとし，遊離足背皮弁など様々な手術方法が開発されてきた[15]．その中で，逆行性橈側前腕皮弁や逆行性橈側前腕筋膜弁，逆行性尺側前腕皮弁の開発により血行の安定した良好な再建が可能となった[16)〜18)]．しかし，これらの皮弁は橈骨動脈あるいは尺骨動脈本幹を犠牲にするため，術後の手指の血行障害に起因した問題点が認められるようになり，その解決策として橈骨動脈穿通枝を用いた組織移植が開発された[2)5)]．

橈骨動脈穿通枝皮弁を再建法として選択する際には，その有用性と問題点を理解する必要があると考える．まず，皮弁の挙上に際して，橈骨動脈本幹を全長にわたり全周性に剥離する必要がないため，橈側前腕皮弁と比較し皮弁の挙上が容易であり，橈骨神経浅枝の損傷が生じないなど手術侵襲が少ないことが挙げられる．また，腱損傷などに対して脂肪筋膜弁として適用する場合には，ドナーとなる前腕への植皮が不必要なため瘢痕が目立ちにくく，女性や子供の症例にも使用できるという臨床的な利点もある．

次に，血行の側面からは，橈骨動脈本幹を採取しないために，ドナー側の手指の血行障害が起きることを防ぐことができる．Allen test 陰性症例において橈骨動脈を採取した場合でも，尺骨動脈からの血流により手指の血行は温存されるが，患者が高齢になった場合や寒冷刺激などで手指の血行障害が生じる可能性があり，橈骨動脈本幹を温

存することでそれを防ぐことができる．さらには，穿通枝を確認し皮弁あるいは脂肪筋膜弁に含むことで皮弁の安定した血流が維持される．なお，皮弁内に皮静脈を含まずとも穿通枝の伴走静脈のみで静脈還流は確保できるため，前腕の皮静脈を温存できるという利点もある．

一方，橈骨動脈穿通枝皮弁の問題点としては，次のことが挙げられる．まず，前腕部に瘢痕が残ることが最大の問題点である．脂肪筋膜弁においては採取部が縫縮可能で線状の瘢痕となるため整容的な問題は少ないが，皮弁においては採取部を縫縮することが実際には困難になることもあり，橈側前腕皮弁と同様に皮弁採取部の植皮部の瘢痕が整容的な問題として残る．

次に，皮弁の挙上に際して，微小血管である穿通枝の位置特定が困難なことも問題点の一つとして挙げられる．この点に対しては，超音波エコーやMDCT の著しい発展により，近年では穿通枝のほぼ正確な同定が可能になってきているが，術中は術者の経験が重要になってくることも否めない．

さらに，橈骨動脈穿通枝皮弁の血行に関しては，橈側前腕皮弁と基本的には同じであると考えられるが，穿通枝の太さや含められる本数によっては，皮弁内の血行動態の低下が十分に予想される．そのため，皮弁の挙上や移動の際には，pivot point 付近の緊張には十分な注意が必要となる．皮弁移動において不安定な状態では，皮弁の阻血や鬱血につながるため無理をせずに遊離植皮を追加するなどの対策を講じるべきである．

最後に，橈骨動脈穿通枝皮弁の挙上可能範囲であるが，Jeng らによると 14×6 cm の皮弁が採取可能としているが，他の皮弁と同様，周囲に存在する前骨間動脈や後骨間動脈，尺骨動脈からの穿通枝との吻合を同時に皮弁に含むことで，より安定した血流のもとで広範な皮弁が生着すると考えられる[19]．

橈骨動脈穿通枝皮弁は，従来の皮弁と比較し，手指の血行の犠牲を最小限にし，機能的かつ整容的な手指再建を可能とするものであり，今後，手外科分野を中心に広く適用される再建方法であると考えられた．

参考文献

1) Yang, G., Chen, B., Gao, Y.: The forearm free skin flap transplantation. Natl Med J China. **61**: 139-143, 1981.
2) Biemer, E., Stock, W.: Total thumb reconstruction: a one-stage reconstruction using an osteocutaneous forearm flap. Br J Plast Surg. **36**: 52-55, 1983.
3) Kenney, J. G., DiMercurio, S., Angel, M.: Tissue-expanded radial forearm free flap in neck burn contracture. J Burn Care Rehabil. **11**: 443-445, 1990.
4) Weinzweig, N., Chen, L., Chen, Z. W.: The distally based radial forearm fasciosubcutaneous flap with preservation of the radial artery: An anatomic and clinical approach. Plast Reconstr Surg. **94**: 675-684, 1994.
5) Koshima, I., Moriguchi, T., Etoh, H., et al.: The radial artery perforator-based adipofascial flap for dorsal hand coverage. Ann Plast Surg. **35**: 474-479, 1995.
6) Koshima, I., Tsutsui, T., Nanba, Y.: Free radial forearm osteocutaneous perforator flap for reconstruction of total nasal defects. J Reconstr Microsurg. **18**: 585-588, 2005.
7) Mateev, M. A., Beermanov, K. A., Subanova, L. K., et al.: Shape-modified method using the radial forearm perforator flap for reconstruction of soft-tissue defects of the scalp. J Reconstr Microsurg. **21**: 21-24, 2005.
8) Yang, D., Morris, S. F.: Radial artery perforator flap. In: Blondeel, P. M., Hallock, G. G., Morris, S. F., Neligan, P. C., eds. Perforator Flaps. Quality Medical Publishing, St. Louis, 301-307, 2006.
9) Kanellakos, G. W., Yang, D., Morris, S. F.: Cutaneous vasculature of the forearm. Ann Plast Surg. **50**: 387-392, 2003.
10) Lamberty, B. G., et al.: The forearm angiotomes. Br J Plast Surg. **35**: 420-429, 1982.
11) Timmons, M. J.: The vascular basis of the radial forearm flap. Plast Reconstr Surg. **77**: 80-92, 1986.

12) Tiengo, C., et al. : Anatomical study of perforator arteries in the distally based radial forearm fasciocutaneous flap. Clin Anat. **17** : 636-642, 2004.
13) Mateev, M. A., et al. : Shape-modified radial artery perforator flap method ; analysis of 112 cases. Plast Reconstr Surg. **123** : 1533-1543, 2009.
14) Saint-Cyr, M., et al. : The radial artery pedicle perforator flap ; vascular analysis and clinical implications. Plast Reconstr Surg. **125** : 1469-1478, 2010.
15) McCraw, J. B., Furlow, L. T. Jr. : The dorsalis pedis arterialized flap. A clinical study. Plast Reconstr Surg. **55** : 177-185, 1975.
16) Soutar, D. S., Tanner, N. S. : The radial forearm flap in the management of soft tissue injuries of the hand. Br J Plast Surg. **37** : 18-26, 1984.
17) Jin, Y. T., Guan, W. X., Shi, T. M., et al. : Reversed island forearm fascial flap in hand surgery. Ann Plast Surg. **15** : 340-347, 1985.
18) Guimberteau, J. C., Goin, J. L., Panconi, B., et al. : The reverse ulnar artery forearm island flap in hand surgery : 54 cases. Plast Reconstr Surg. **81** : 925-932, 1988.
19) Jeng, S. F., Wei, F. C. : The distally based forearm island flap in hand reconstruction. Plast Reconstr Surg. **102** : 400-406, 1998.

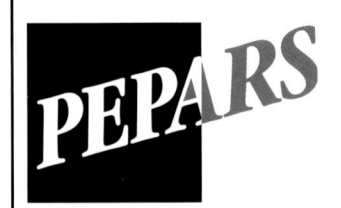

◆特集／有茎穿通枝皮弁による四肢の再建

手・上肢

穿通枝皮弁を用いた頚部・肩甲帯の再建
(Reconstruction of neck and shoulder girdle with pedicled perforator flap)

岡田　充弘[*]

Key Words：有茎穿通枝皮弁(pedicled perforator flap), 頚部(neck), 肩甲帯部(shoulder girdle), 再建(reconstruction), 軟部組織欠損(soft tissue defect), プロペラ皮弁(propeller flap)

Abstract　頚部および肩甲帯部は可動域が大きいため，その軟部組織欠損の治療は，術後に皮膚性拘縮が発生しないように留意する必要がある．皮弁移植術は，遊離植皮術と比較し，術後の皮膚性拘縮の発生を抑えることができるため，頚部および肩甲帯部の軟部組織欠損の治療に適している．
　ここでは頚部および肩甲帯部の軟部組織欠損の治療に対する，内胸動脈と胸肩峰動脈と胸背動脈を血管茎とする有茎穿通枝皮弁の有用性について詳述する．これらの有茎穿通枝皮弁を，穿通枝茎プロペラ皮弁または穿通枝茎島状皮弁として利用することで，頚部と肩甲帯部の軟部組織欠損を被覆することができた．また術後に有茎穿通枝皮弁採取による合併症や，頚部および肩甲帯部の可動域制限などの機能障害を発生しなかった．

はじめに

　脊柱は，屈曲・伸展・側屈・回旋の動きを有する．脊柱の運動は，頚椎・胸椎・腰椎の動きが組み合わさることで大きな動きとなるが，特に頚椎の運動が大きい．また，胸部や腰部と異なり，頚部では屈曲・伸展・側屈・回旋運動のすべてが行われる．同様に，肩関節も大きな可動域を有し，屈曲・伸展・外転・内転・外旋・内旋方向に動く．このように，頚部および肩甲帯部は多方向性かつ広範な可動域を有する．そのため，頚部および肩甲帯部の軟部組織欠損を治療する場合，術後に皮膚性拘縮による可動域制限が発生しないように注意する必要がある．
　一般に軟部組織欠損の治療では，遊離植皮術と皮弁移植術を選択することができる．遊離植皮術は簡便であるが，術後に植皮片の収縮が起こる．そのため，術後の皮膚性拘縮による可動域制限が危惧されるので，頚部および肩甲帯部のような可動性の大きい部位の治療には向いていない．また術後に色素沈着が起こるため，頚部や肩甲帯部のような露出部の治療には，整容的に望ましくない．一方皮弁移植術では，遊離植皮術で危惧される植皮片の術後収縮が起こりにくいため，皮膚性拘縮の発生を軽減することができる．そのため，皮弁移植部の可動域制限を抑えることができる．また，皮弁移植術は色素沈着が起こりにくく，露出部の再建に対し整容的な利点もある．
　皮弁移植術には，遊離皮弁移植術と有茎皮弁移植術がある．有茎皮弁移植術は，遊離皮弁移植術で危惧される術後の血流障害を軽減させることができるが，有茎のため皮弁の移動範囲に制限がある．ここでは頚部および肩甲帯部に移動可能な有茎皮弁移植術で，筋体を含まず挙上できる有茎穿通枝皮弁を用いた頚部および肩甲帯部の軟部組織

[*] Mitsuhiro OKADA, 〒545-8585　大阪市阿倍野区旭町 1-4-3　大阪市立大学医学部整形外科，講師

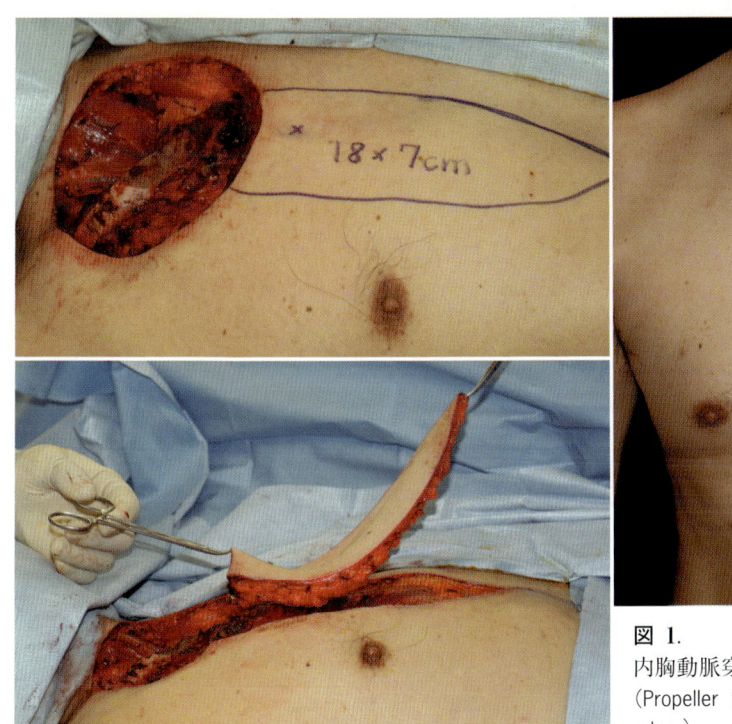

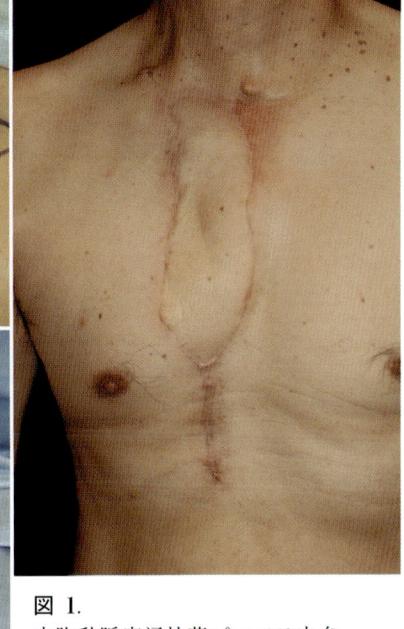

図 1.
内胸動脈穿通枝茎プロペラ皮弁
(Propeller flap of the internal mammary artery)

欠損に対する治療方法を詳述する.

有茎穿通枝皮弁の移動方法

皮弁分類の定義については未だに混乱しており, 詳細な定義について言及は避ける. ここでは穿通枝を栄養血管とし, 穿通枝の本幹を含み島状皮弁として用いたものを穿通枝茎島状皮弁とした. 穿通枝を血管茎軸として回転し移動させた島状皮弁は, 穿通枝茎プロペラ皮弁とした[1].

1. 内胸動脈穿通枝皮弁

内胸動脈の穿通枝は第1肋間から第5肋間に存在する. 特に第2肋間または第3肋間の穿通枝は高率に存在し, 一般的に第2肋間の穿通枝を血管茎として使用することが多い[2]. 胸骨縁から1〜2 cm 外側に穿通枝は存在し, 血管径は平均1.6 mm でおよそ13×7 cm の皮弁が挙上可能である[3]. 色調は頸部と相似しており, 皮下脂肪は薄く, 整容面での利点もある. 皮弁挙上時は, 尾側から皮膚切開を行い, 筋膜下で剥離を進め, 穿通枝を確認する. 皮弁の移動方法としては, 穿通枝茎島状皮弁と穿通枝茎プロペラ皮弁のどちらでも可能である.

症例1:72歳, 男性

前胸部に発生した多形性悪性線維性組織球腫の広範切除によって9×7.5 cm の軟部組織欠損を生じた. 軟部組織欠損部の近傍に, 右第3肋間からの穿通枝を確認し, 18×7 cm の内胸動脈穿通枝茎プロペラ皮弁をデザインした(図1-a). 尾側より皮膚切開を行い, 筋膜下で剥離を行った. 第3肋間からの穿通枝を確認し, プロペラ皮弁として十分に回転できるように穿通枝周囲を剥離した(図1-b). 皮弁採取部は縫縮可能であり, 皮弁採取による合併症は認めなかった. 頸部に可動域制限はなく, 内胸動脈穿通枝茎プロペラ皮弁の色調と皮弁の厚みは頸部に相似しており, 整容的にも良好であった(図1-c).

内胸動脈穿通枝茎プロペラ皮弁を用いることを計画したが, 皮弁の移動距離が足らず軟部組織欠損部まで移動できない場合は, 内胸動脈穿通枝茎島状皮弁として用いることを考慮する(図2). 内胸動脈穿通枝皮弁を穿通枝茎島状皮弁として用いる場合, 使用する穿通枝の頭側の肋骨の肋軟骨を切除する. 肋軟骨を切除することで, 内胸動脈の

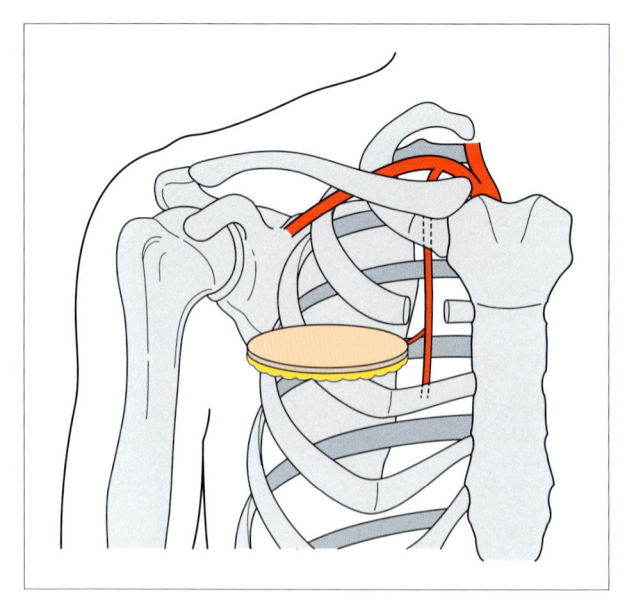

図 2. 内胸動脈穿通枝茎島状皮弁
第2肋間の穿通枝皮弁を利用する場合，第2肋骨の肋軟骨を切除する．
(Island flap of the internal mammary artery)

走行が確認でき，穿通枝の本幹を一部含め穿通枝茎島状皮弁として挙上できる．血管茎の長さは第2肋間の穿通枝を使用した場合，平均9.2 cmを得ることができ，第3肋間の穿通枝を使用した場合，平均10.4 cmを得ることができる[2]．このように内胸動脈穿通枝茎島状皮弁を用いれば，頸部まで移動するのに必要な血管茎の長さは容易に得ることができる．

2．胸肩峰動脈穿通枝皮弁

胸肩峰動脈は pectoral branch と clavicular branch と deltoid branch を有する[4]．解剖学的研究から，胸肩峰動脈の pectoral branch の穿通枝が安定的に存在していることが確認されており，臨床では胸肩峰動脈の pectoral branch の穿通枝を主に利用することになる．胸肩峰動脈の pectoral branch の穿通枝の位置は，肩峰と胸骨の剣状突起を結んだ線と鎖骨中点からの垂線との交点周囲 4 cm^2 に存在する．血管径は平均 0.7 mm でおよそ 140 cm^2 の皮弁が挙上可能である[5]．内胸動脈穿通枝皮弁と同様に，胸肩峰動脈穿通枝皮弁の色調は頸部や肩甲帯部と相似しており，皮下脂肪は薄く，整容面での利点もある．皮弁挙上時は，尾側から皮膚切開を行い，筋膜上で剝離を進め，大胸筋胸骨部と大胸筋鎖骨部の間に存在する穿通枝を確認する．皮弁の移動方法としては，穿通枝茎島状皮弁と穿通枝茎プロペラ皮弁のどちらでも可能である．穿通枝茎島状皮弁として用いる場合は，大胸筋の深層で胸肩峰動脈の走行を確認し，頭側へ剝離を進める．最大 7.1 cm の血管茎を得ることができる．

症例2：34歳，男性[6]

右頸部に発生した隆起性皮膚線維肉腫の広範切除によって 11×4 cm の軟部組織欠損を生じた (図 3-a)．軟部組織欠損部の近傍で，大胸筋上に穿通枝の存在が確認できた．穿通枝が軟部組織欠損部の近傍に確認できたため，15×6 cm の胸肩峰動脈穿通枝茎プロペラ皮弁をデザインした．尾側より皮膚切開を行い，筋膜上で剝離を行った．大胸筋胸肋部と大胸筋鎖骨部の間から穿通枝を確認し，プロペラ皮弁として十分に回転できるように穿通枝周囲を剝離した(図 3-b)．皮弁採取部は縫縮可能であり，皮弁採取による合併症は認めなかった．頸部に可動域制限はなく，胸肩峰動脈穿通枝茎プロペラ皮弁の色調および皮弁の厚みは，頸部から肩移行部に相似しており，除脂肪術などの追加修正手術は要しなかった(図 3-c)．

症例3：67歳，男性

左肩関節部前面に発生した多形性悪性線維性組織球腫の広範切除によって 9×19 cm の軟部組織欠損を生じた．広範切除時に，大胸筋の鎖骨部の一部が切除されており，軟部組織欠損部の近傍に穿通枝は確認できなかったが，胸肩峰動脈本幹は温存されていた．軟部組織欠損部周囲の剝離を進めると，尾側方向で大胸筋から穿通枝を確認できた．穿通枝の位置が軟部組織欠損部から距離があるため，穿通枝茎島状皮弁をデザインした(図 4-a)．胸肩峰動脈本幹を含め 15×11 cm の穿通枝茎島状皮弁を挙上した(図 4-b)．皮弁採取部は縫縮可能であり，皮弁採取による合併症は認めなかった．肩関節部に可動域制限はなく，追加修正手術は要しなかった(図 4-c)．

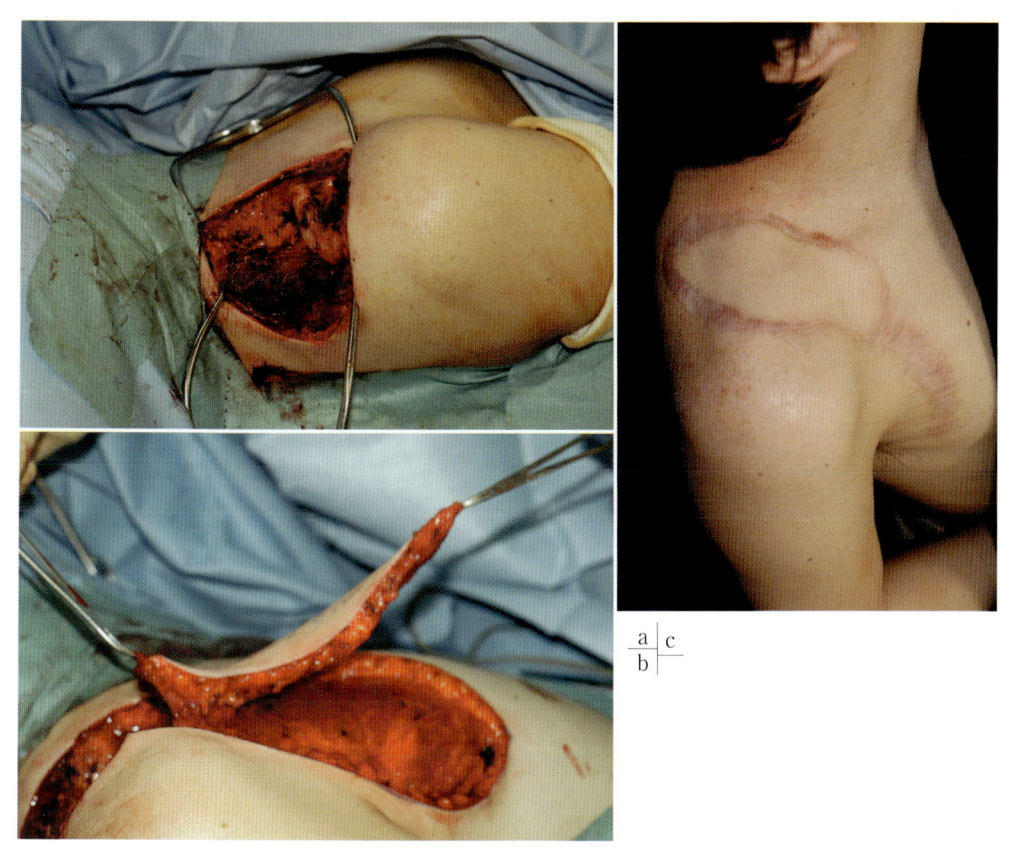

図 3. 胸肩峰動脈穿通枝茎プロペラ皮弁
（Propeller flap of the thoracoacromial artery）
（Okada M., et al.：A propeller flap based on the thoracoacromial artery for reconstruction of a skin defect in the cervical region：a case report. J Plast Reconstr Aesthet Surg. 66(5)：720-722, 2013 より引用）

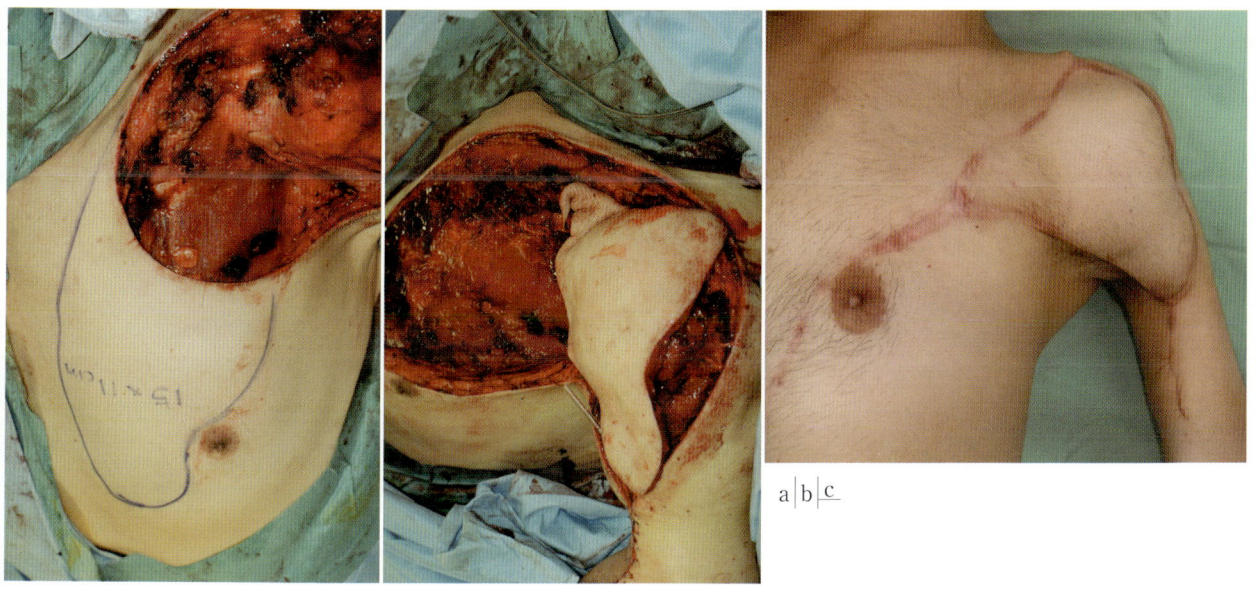

図 4. 胸肩峰動脈穿通枝茎島状皮弁
（Island flap of the thoracoacromial artery）

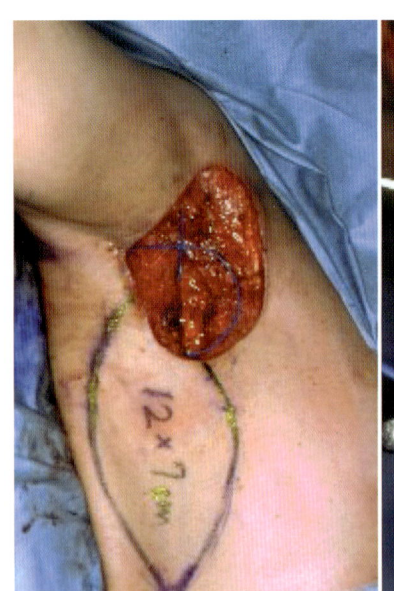

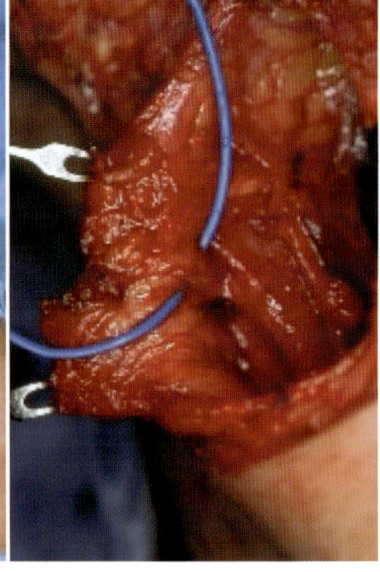

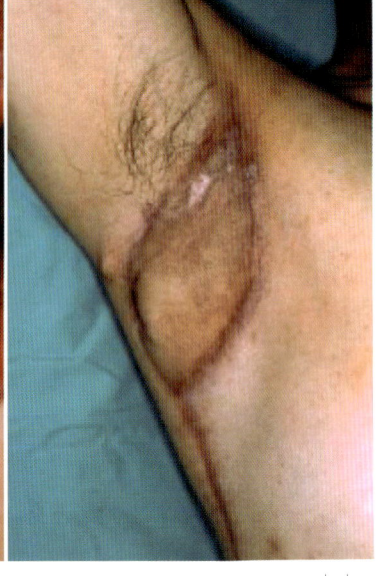

図 5. 胸背動脈穿通枝茎プロペラ皮弁　　　　　　　　　　a|b|c
（Propeller flap of the thoracodorsal artery）

3．胸背動脈穿通枝皮弁

胸背動脈は descending branch と transverse branch を有する[7]．両方の branch はともに，穿通枝皮弁の血管茎として利用できるが，主に descending branch を利用されている．胸背動脈の descending branch の穿通枝は広背筋前縁に沿って認め，腋窩ひだから 8～13 cm（平均 10.8 cm）の位置に確認することができ，20×8 cm の皮弁が挙上可能である[8]．内胸動脈穿通枝皮弁や胸肩峰動脈穿通枝皮弁と同様に，頸部や肩甲帯部の皮膚の色調は類似している．内胸動脈穿通枝皮弁や胸肩峰動脈穿通枝皮弁ともに，皮弁の皮下脂肪は厚くないが，胸背動脈穿通枝皮弁の場合，肥満の患者では皮下脂肪が厚い場合がある．皮下脂肪が厚い場合，一期的に皮下脂肪を薄くした状態で皮弁移植術をするか，二期的に除脂術をする必要がある[9]．しかし，皮膚切開線は側胸部であり，前述の2皮弁が前胸部に皮膚切開線ができるのとは異なり整容面な利点がある．

皮弁挙上時は，背側から腹側に向かい皮膚切開を行い，筋膜上で剝離を進め，広背筋前縁近傍で穿通枝を確認する．皮弁の移動方法としては，穿通枝茎島状皮弁と穿通枝茎プロペラ皮弁のどちらでも可能である．穿通枝が筋内穿通枝である場合は，広背筋を筋線維の方向に沿って裂きながら，穿通枝の剝離を進める．穿通枝の剝離が完了した後は，本幹である胸背動脈を剝離するが，胸背神経は温存するようにする．この剝離を腋窩動脈まで行うと，20 cm 程度の血管茎を得ることができ，肘関節部まで移動することも可能となる[10]．

症例 4：34 歳，男性

右腋窩部化膿性汗腺炎に対する根治切除で 10×6 cm の軟部組織欠損を生じた（図 5-a）．軟部組織欠損部の近傍で，広背筋の前縁に穿通枝の存在が確認できた（図 5-b）．この穿通枝は，胸背動脈からの穿通枝であり，12×7 cm の穿通枝茎プロペラ皮弁を挙上した．皮弁採取部は縫縮可能で，術後肩関節に可動域制限は認めず，皮弁採取による合併症は認めなかった（図 5-c）．

症例 5：66 歳，男性

左上腕近位部内側面に発生した多形性脂肪肉腫の広範切除によって 14×14 cm の軟部組織欠損を生じた（図 6-a）．軟部組織欠損は腋窩から上腕遠位部にまで及び，上腕動脈と尺骨神経が露出していた．内胸動脈および胸肩峰動脈を茎とした穿通枝皮弁では上腕内側部まで移動できないため，胸背動脈穿通枝茎島状皮弁を選択した．広背筋を温存した 20×10 cm の胸背動脈穿通枝島状皮弁

図 6.
胸背動脈穿通枝茎島状皮弁
(Island flap of the thoracodorsal artery)

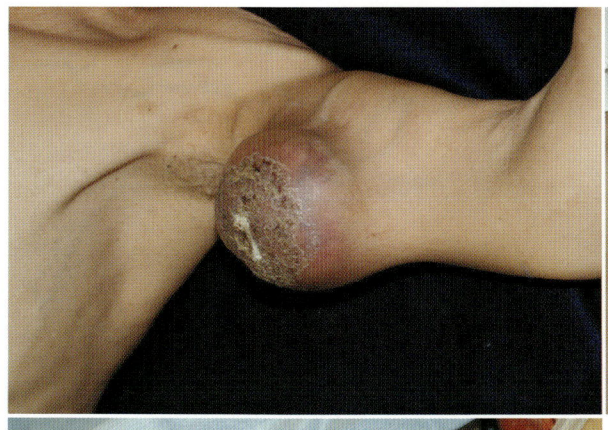

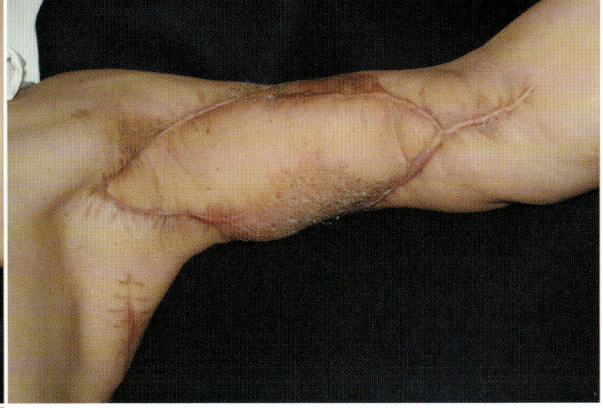

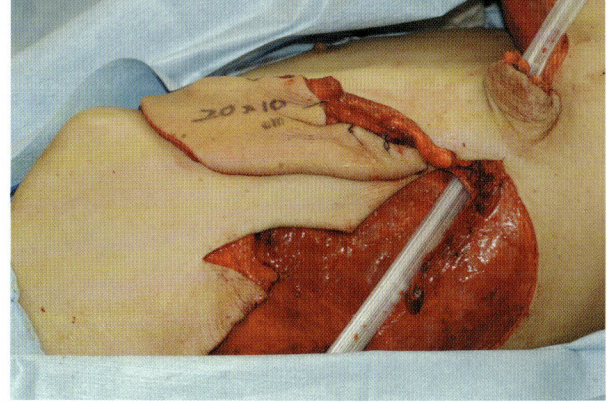

a	c
b	

を挙上した(図 6-b). 皮弁採取部は縫縮可能で，術後肩関節に可動域制限は認めず，皮弁採取による合併症は認めなかった(図 6-c).

まとめ

ここでは，内胸動脈と胸肩峰動脈と胸背動脈の有茎穿通枝皮弁による頚部および肩甲帯部の軟部組織欠損の再建方法を述べた．いずれの皮弁も，穿通枝茎島状皮弁と穿通枝茎プロペラ皮弁のどちらでも利用可能である．

軟部組織欠損部が穿通枝の近傍にある場合は，穿通枝茎プロペラ皮弁を利用することを考える．軟部組織欠損部が穿通枝の位置から離れている場合には，穿通枝茎島状皮弁の使用を考える方がよい．無理に穿通枝茎プロペラ皮弁で被覆しようとすると，プロペラ皮弁の血管軸と軟部組織欠損部との距離が長くなり，長軸の長い皮弁をデザインする必要がある．このような長い皮弁は，術後皮弁の部分壊死の可能性を高めるだけではなく，手術創も大きなものとなる．したがって，軟部組織欠損部が穿通枝の位置から離れている場合は，穿通枝茎プロペラ皮弁よりも穿通枝茎島状皮弁の使用を考える方がよい．穿通枝茎島状皮弁にすれば，無駄に長い皮弁をデザインする必要がなく，長い血管茎を得ることができるため皮弁の移動範囲の自由度も大きくなる．

内胸動脈，胸肩峰動脈，胸背動脈のいずれかの有茎穿通枝皮弁を，穿通枝茎プロペラ皮弁だけでなく穿通枝茎島状皮弁として用いることで，内胸動脈と胸肩峰動脈と胸背動脈のいずれかの有茎穿通枝皮弁を使用すれば，頚部や肩甲帯部の軟部組織欠損は被覆することが可能であることを詳述した．これらの穿通枝皮弁は，皮膚の色調や厚みが頚部および肩甲帯部と類似しているため，整容的な利点がある．また，穿通枝皮弁では皮弁採取部の筋組織を含めないため，採取部の機能が温存される利点も有している．

欠点は，内胸動脈と胸肩峰動脈の穿通枝皮弁では前胸部に手術創ができるため，特に女性患者では受け入れられない可能性がある．また，3 皮弁

とも鎖骨下動脈または腋窩動脈からの分枝であり，鎖骨下動脈が損傷しているような場合では利用できない．また，患側の内胸動脈と胸肩峰動脈と胸背動脈のいずれも利用できず，健側に血管損傷がない場合は，反対側の穿通枝茎島状皮弁で対応することが可能である場合もある．前胸部や側胸部の皮膚が使用できないような場合は，背部からの皮弁の利用も考慮する必要がある[11]．

以上から，頸部および肩甲帯部の軟部組織欠損の再建には，1) 有茎であるため皮弁の血流障害の発生率が低い，2) 術後の皮膚性拘縮の発生を抑えることができる，3) 穿通枝皮弁のため皮弁採取部の機能が温存できる，4) 皮弁の色調や厚みが頸部や肩甲帯部の皮膚と相似しているため，整容的にも良好である．以上の利点を有する内胸動脈と胸肩峰動脈と胸背動脈の有茎穿通枝皮弁が有用であると考える．

文献

1) Hyakusoku, H., et al.：The propeller flap method. Br J Plast Surg. 44(1)：53-54, 1991.
2) Schellekens, P. P., et al.：Anatomy of the vascular pedicle of the internal mammary artery perforator (IMAP) flap as applied for head and neck reconstruction. J Plast Reconstr Aesthet Surg. 64(1)：53-57, 2011.
   Summary 内胸動脈穿通枝皮弁の血管茎について詳細に報告している．
3) Yu, B. T., et al.：Clinical application of the internal mammary artery perforator flap in head and neck reconstruction. Plast Reconstr Surg. 131(4)：520e-526e, 2013.
   Summary 内胸動脈穿通枝皮弁の臨床での利用方法を述べている．
4) Geddes, C. R., et al.：An assessment of the anatomical basis of the thoracoacromial artery perforator flap. Can J Plast Surg. 11(1)：23-27, 2003.
   Summary 胸肩峰動脈の穿通枝について詳細に報告している．
5) Zhang, Y. X., et al.：Thoracoacromial artery perforator flap：anatomical basis and clinical applications. Plast Reconstr Surg. 131(5)：759e-770e, 2013.
   Summary 胸肩峰動脈穿通枝皮弁の臨床での利用方法を述べている．
6) Okada, M., et al.：A propeller flap based on the thoracoacromial artery for reconstruction of a skin defect in the cervical region：a case report. J Plast Reconstr Aesthet Surg. 66(5)：720-722, 2013.
7) Mun, G. H., et al.：Perforator topography of the thoracodorsal artery perforator flap. Plast Reconstr Surg. 121(2)：497-504, 2008.
   Summary 胸背動脈の穿通枝について詳細に報告している．
8) Hamdi, M., et al.：Surgical technique in pedicled thoracodorsal artery perforator flaps：a clinical experience with 99 patients. Plast Reconstr Surg. 121(5)：1632-1641, 2008.
   Summary 胸背動脈穿通枝皮弁の臨床での利用方法を述べている．
9) Kim, D. Y., et al.：Thinning of the thoracodorsal perforator-based cutaneous flap for axillary burn scar contracture. Plast Reconstr Surg. 109(4)：1372-1377, 2002.
   Summary 胸背動脈穿通枝皮弁の一期的除脂術の方法について述べている．
10) Oksuz, S., et al.：Elbow reconstruction with a pedicled thoracodorsal artery perforator flap after excision of an upper-extremity giant hairy nevus. J Plast Reconstr Aesthet Surg. 66(4)：566-569, 2013.
    Summary 胸背動脈穿通枝皮弁が肘関節まで再建可能であることを述べている．
11) Hyakusoku, H., et al.：Microvascular augmentation of the super-thin occipito-cervico-dorsal flap. Br J Plast Surg. 47(7)：465-469, 1994.

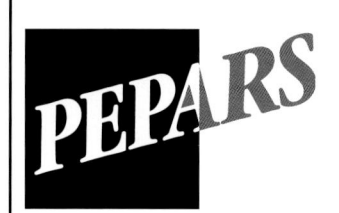

◆特集／有茎穿通枝皮弁による四肢の再建

足・下肢

内側足底部の穿通枝皮弁
(Perforator flaps of the medial plantar area)

今泉　督*

Key Words：内側足底部(medial plantar area)，血管解剖(vascular anatomy)，用語(terminology)，内側足底動脈穿通枝皮弁(medial plantar artery perforator flap)，足内側皮弁(medialis pedis flap)

Abstract　内側足底動脈から分岐する動脈には様々な名称が用いられ，また解剖学的変異も多い．内側足底動脈系を利用した穿通枝皮弁には内側足底動脈穿通枝(perforator/perforator-based)皮弁や足内側皮弁がある．一般的な皮弁では血流支配領域が皮弁採取範囲の限界となるのに対して，内側足底部の皮弁採取部位は非荷重部に限定されるという特殊性がある．さらに，この皮弁を有茎皮弁として用いる際には，創縁が荷重部に及ばないこと，可能な限り再建部の知覚回復を行うことなどの荷重部再建の特殊性を十分に考慮し，さらに穿通枝の位置を正確に把握した上での慎重な適応の判断を要する．一方で，内側足底動脈系の穿通枝に着目した場合，内側足底部は遊離皮弁として様々な形態の手指掌側の再建に極めて有用である．

はじめに

内側足底部の皮膚軟部組織は剪断力に対する耐久性やクッション効果などの特有な構造のため足底荷重部の再建に適し，また無毛皮膚という特性から手指掌側の再建に優れた皮弁採取部位である．内側足底動脈浅枝を用いた皮弁は足交叉皮弁に始まり，島状皮弁，知覚島状皮弁，遊離皮弁，そして穿通枝皮弁まで進化してきた．一方，内側足底動脈深枝を血管茎とした足内側皮弁(medialis pedis flap)も後足部や手指の再建に用いられている．

足底の血管解剖

1．動脈解剖

後脛骨動脈から分岐する動脈には様々な名称が用いられている．Rodriguez-Vegasはこの点を整理し，今までに報告された解剖学的変異に関してもまとめている(図1)[1]．後脛骨動脈は母指外転筋の深部，内顆先端から2.5〜3.0 cmの載距突起後方で内側足底動脈(MPA)と外側足底動脈(LPA)に分かれる．足底では深足底動脈弓を形成するLPAが優位である．MPAは8％で重複すると報告されている[2]．その後MPAはLPAとの分岐部から約2.5〜3.5 cm，距舟関節レベルで従来の軸走型内側足底動脈皮弁の血管茎となる浅枝と足内側皮弁の血管茎を分枝する深枝に分かれる．分岐部でのそれぞれの血管径は0.95 mmと1.15 mmと報告されている[3]．深枝は37〜63％でMPAから直接分岐するとされている[1,4]．浅枝は母指外転筋や短指屈筋へ分枝を出しながら，長母指屈筋腱の内側を走行し，途中で3〜4本の筋間中隔穿通枝を出す[5]．この穿通枝は内側足底神経の皮枝と同様に足底筋膜を貫かずその辺縁を回り込むように走行し足底皮膚に到達する[6]．この穿通枝が内側足底動脈穿通枝皮弁(medial plantar artery perforator flap)の血管茎となるが，その分布に関して詳細な解剖学的検討は行われていない[7〜9]．Huangらは母指外転筋と短指屈筋との筋

---

* Atsushi IMAIZUMI, 〒904-2293　うるま市字宮里281番地　沖縄県立中部病院形成外科

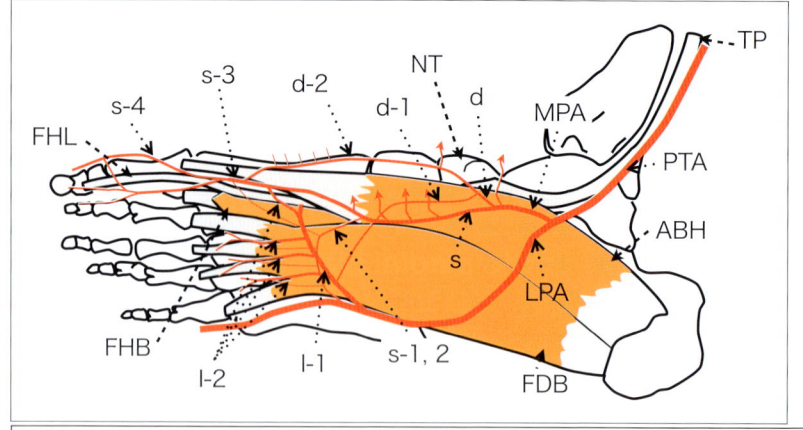

図 1.
内側足底動脈の解剖 (anatomy of the medial plantar arterial system)
図は足底を内側から見た図．内側足底部での皮弁挙上の際に重要な筋肉や腱のみを表示している．
(A view from the medial plantar side. This schema only includes important structures in the flap surgery.)

PTA：	後脛骨動脈 (posterior tibial artery)							
MPA：内側足底動脈 (medial plantar artery)								LPA：外側足底動脈 (lateral plantar artery)
s	SMPA	内側足底動脈浅枝	superficial branch of MPA	d	DMPA	内側足底動脈深枝	deep branch of MPA	l-1	DPA	深足底動脈弓	deep plantar arch
s-1	CDPSA		common digital plantar superficial artery	d-1	LDMPA		lateral branch of deep branch of MPA	l-2	PMA	底側中足動脈	plantar metatarsal artery
s-2	SPA	浅足底動脈弓	superficial plantar arch	d-2	MDMPA		medial branch of deep branch of MPA
s-3	MMPAB		medial marginal plantar artery of the big toe	(* red arrows; perforators)
s-4	MPHA		medial plantar hallucal artery

TP：後脛骨筋腱 (tibialis posterior tendon)　　ABH：母指外転筋 (abductor hallucis muscle)
FDB：短指屈筋 (flexor digitorum brevis muscle)　FHB：短母指屈筋 (flexor hullucis brevis muscle)
FHL：長母指屈筋 (flexor hallucis longus tendon)　NT：舟状骨粗面 (navicular tuberosity)

間中隔とこれに直交し舟状骨粗面を通る線の交点を中心とした 2 cm の円内に穿通枝が存在すると報告している[10]．浅枝からは common digital plantar superficial artery も分岐し短指屈筋と足底筋膜間を走行し第 1～3 総指動脈に分枝を送り，LPA の内側浅枝と連結し浅足底動脈弓を形成する．浅足底動脈弓は約 2～30％のみで存在し，痕跡程度のものが多いとされている[1)2)]．浅枝はその後，medial marginal plantar artery of the big toe（または superficial tibial plantar artery）となり，長母指屈筋腱沿いに短母指屈筋の底側を走行し，第 1 中足骨頚部のレベルで第 1 底側中足動脈と吻合し medial plantar hallucal artery となり第 1 趾内側の固有底側指動脈に終わる[11]．この第 1 底側中足動脈との吻合と浅足底動脈弓が逆行性内側足底動脈皮弁の血流供給源となる．一方，深枝は浅枝との分岐から間もなく medial branch と lateral branch に分岐する．この分岐の手前で深枝は direct cutaneous perforator を出す．Medial branch は母指外転筋の内側で足根骨上を走行し，舟状骨粗面の近位で後脛骨筋腱停止部上を足底から足背に向けて斜めに走行する．この際に再び direct cutaneous perforator を出す．これが足内側皮弁の血管茎となり，その口径は 0.4～0.8 mm と報告されている[4)12)]．その後，medial branch は内側楔状骨と第 1 中足骨の上縁付近を 5～6 本の細い direct cutaneous perforator を出しながら走行し，再び足底方向に下降し，第 1 中足骨頚部付近で浅枝，lateral branch，第 1 底側中足動脈や第 1 背側中足動脈などと吻合する[3]．この吻合が逆行性足内側皮弁の血流源となる．Lateral branch は内側楔状骨と第 1 中足骨付近で medial branch に分枝を出しながら，足底で足根骨上を内側から外側に回り込み長腓骨筋腱停止部付近でその背側を走行し LPA に合流する．

2．静脈解剖

多くの動脈はその伴走静脈を有する．足底皮下の静脈は内外側方向に還流し，内側足底部では内顆前縁方向に走行し大伏在静脈に還流する[13]．

図 2.
Pedicled medial plantar artery (MPA) perforator flap の後足部の被覆可能範囲
(Limit of hind foot coverage by a pedicled MPA perforator flap)
3本の穿通枝(×印)のうち中央の穿通枝を血管茎とした場合,この穿通枝皮弁(破線範囲)では十分に荷重部を被覆できない.
(The perforator flap (dotted area) based on the middle perforator (x) cannot cover the whole weight bearing area of the hind foot.)

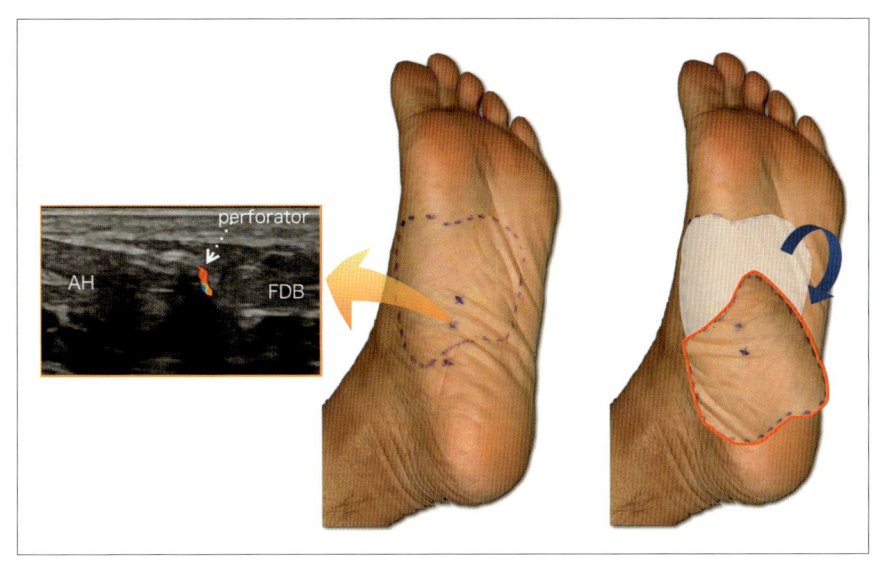

3. 血管皮膚支配領域

足底皮膚の血管解剖や灌流領域は Hidalgo[6]や Attinger[11]により詳細に研究されている.内側足底動脈の血管皮膚支配領域は後方で踵部遠位内側,外側で中足部の中央,遠位で前足部足底の辺縁,内側で無毛皮膚と有毛皮膚との境界部の2~3 cm 上方までと報告されている.しかし,足底部から採取できる皮弁の大きさは非荷重部の内側足底部に限られる[14].MPA の深枝から分岐する medial branch(足内側皮弁)の血管皮膚支配領域は内顆下方から第1中足骨中央部までの幅約 2.5 cm の範囲とされている[4].

有茎皮弁

内側足底部を用いた有茎皮弁で足底荷重部や踵周囲の再建が可能である.足底荷重部の再建においては,荷重部に縫合線が及ぶと過角化などをきたすため,皮弁のデザインに十分な配慮が必要である[14].また,皮膚潰瘍などの再発防止の点から再建部の知覚も重要であり,知覚皮弁が好ましいとされている[6)14)15].

1. Pedicled medial plantar artery perforator flap

内側足底動脈を温存し穿通枝のみを血管茎とした pedicled medial plantar artery perforator flap による足底荷重部再建の報告は多くない[5)8)9].皮弁採取部の犠牲に関して,従来の軸走型内側足底動脈皮弁と比べ,これを穿通枝皮弁(perforator-based flap でなく perforator flap)とする利点はこの穿通枝が筋間中隔穿通枝である場合が多いため,MPA を温存できること以外に少ない.また皮弁採取可能領域は非荷重部に限局するため,穿通枝のみを血管茎とした穿通枝皮弁では十分に後足荷重部(踵)を被覆することはしばしば困難であり(図 2),また十分な知覚回復は得られていない.一方で前足荷重部は本皮弁で被覆可能であるが,知覚皮弁としては用いられていない[8)9].

2. Pedicled medial plantar artery perforator-based flap

Pedicled medial plantar artery perforator-based flap は内側足底動静脈を血管茎として挙上するものであり,従来の軸走型内側足底動脈皮弁と大きな違いはない.しかし,穿通枝を温存し除脂肪術を行うことで,アキレス腱周囲の皮膚欠損に応用できる可能性はある.

3. 有茎足内側皮弁(pedicled medialis pedis flap)

足内側皮弁では内側足底部から足背にかけての比較的薄い皮膚皮下組織を用いるため,小範囲のアキレス腱付着部周囲の再建に有用である.ただし,皮弁を深枝から分岐する medial branch を血管茎とした場合,十分に後足部には届かず,MPA 浅枝を犠牲にすることで,十分な皮弁移動範囲(血管茎の長さ約 5 cm)が得られる[4].前足部の再建

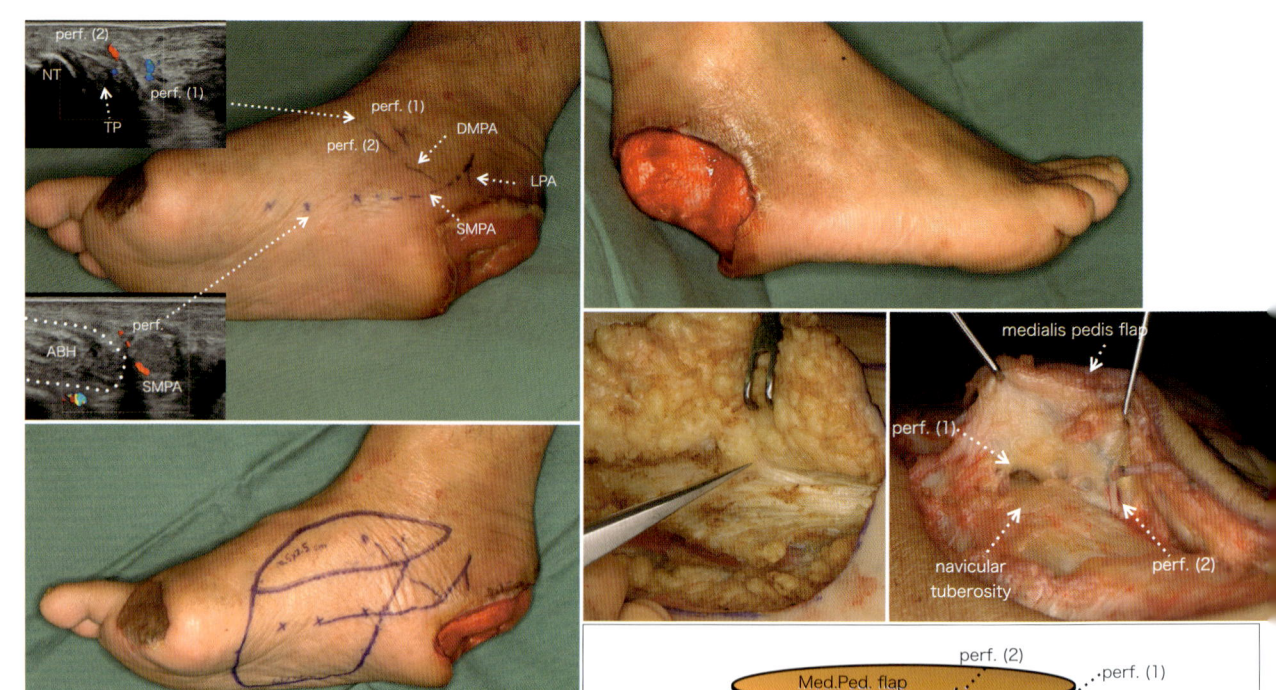

図 3.
足底動脈皮弁と足内側皮弁の連合皮弁による後足部再建例 (Hind foot reconstruction using a pedicled conjoined medial plantar artery and medialis pedis flap)

a：MPA 浅枝から 3 本の穿通枝 (×印), 足内側皮弁領域に 2 本の穿通枝を超音波ドプラで確認した. (Ultrasonograpy detected three perforators from SMPA and two perforators in the territory of the medialis pedis flap.)
b：外側の欠損の状態 (A lateral aspect of the defect)
c：皮弁のデザイン (A design of the flap)
d：足底筋膜を貫く穿通枝はないため, 足底筋膜を皮弁に含める必要はない. (There were no obvious perforator through the plantar fascia. Therefore, the plantar fascia did not need to be included in the flap.)
e：足内側皮弁を足背側から挙上し術前の超音波ドプラ検査で確認した 2 本の穿通枝を発見した. (Dissection from the dorsal aspect of the medialis pedis flap led to two perforators which were confirmed by ultrasonography before surgery.)
f：本皮弁のシェーマ (A schema of this conjoined flap) *perforator：perf.

には先に述べた逆行性皮弁の報告もある[4].

症例 1：62 歳, 男性. 右踵部広範囲皮膚軟部組織欠損例

右踵部の糖尿病性壊疽感染のためデブリードマンが施行され, 広範な皮膚軟部組織欠損となった症例 (図 3-a, b). 足底の組織灌流圧は 65～74 mmHg であり, 血管造影上も明らかな動脈狭窄病変を認めなかったため, 有茎足底動脈皮弁と足内側皮弁の連合皮弁による再建を計画した. この両皮弁を一つの皮島として用いると, 足内側皮弁部の薄い皮膚が荷重部に移動することになり, さらに皮弁の自由度も制限されるため, 皮島を分割することとした. 術前の超音波ドプラ検査にて検索した穿通枝の位置をもとに非荷重部ほぼ全域に亘る 6.5×6.5 cm の足底動脈皮弁と内顆下部から第 1 中足骨中央部まで及ぶ 10.5×2.5 cm の足内側皮弁をデザインした (図 3-a, c). 足底動脈皮弁を足底筋膜上で挙上した (図 3-d)[6]. 足底筋膜の筋膜線維が分散する内側縁から母指外転筋と短指屈筋との筋間中隔に侵入し, 内側足底動脈浅枝

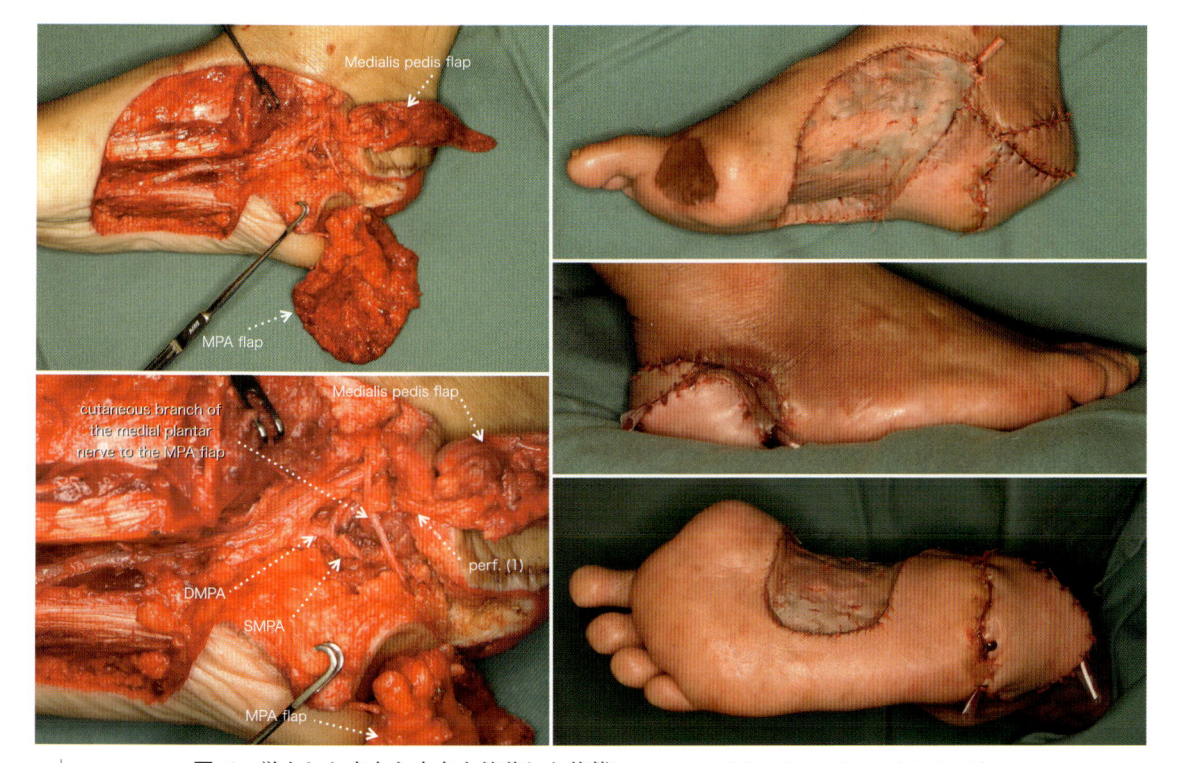

図 4. 挙上した皮弁と皮弁を縫着した状態(completion of flap dissection and its inset)
a：足底動脈皮弁で十分に後足荷重部の被覆が可能であり，足内側皮弁によってもアキレス腱付着部まで被覆可能である．(The MPA and the medialis pedis flap could sufficiently cover the weight bearing area of the hind foot and the area of the insertion of the tendo Achilles, respectively.)
b：足内側皮弁の血管茎には MPA から直接分岐していた穿通枝(1)を用いた．MPA の深枝は温存した．(The perforator (1) originating directly from the MPA was chosen as the pedicle of the medialis pedis flap. The DMPA was preserved.)
c〜e：後足荷重部は皮弁で十分被覆できたものの外顆下部までは皮弁が届かず分層植皮を用い創閉鎖した．(The weight bearing area of the hind foot could sufficiently be covered with flaps, but area below the lateral malleolus could not. So, this area was covered with a split thickness skin graft.)

を同定後に皮弁へ入る皮神経の神経内剝離を行った．次に足内側皮弁に伏在静脈の分枝を含め，足背側から骨膜上（後脛骨筋腱付着部）で皮弁を剝離し穿通枝を確認した（図 3-e）．2 本の足内側皮弁の穿通枝のうち，後方のものは MPA から直接分岐し，血管径も大きいため，これを血管茎とした．この血管は Lai らの medial plantar artery perforator flap の血管茎の一つである[12]．足底動脈皮弁と足内側皮弁のそれぞれの血管茎を同定したところで，皮弁を分割した．糖尿病性足病変の症例であるため，深枝は温存した（図 3-f, 4-a, b）．予定通り足底動脈皮弁で荷重部，足内側皮弁でアキレス腱周囲を再建できたが，外顆下部までの被覆は不可能であったため，分層植皮を用い創閉鎖した（図 4-c〜e）．

遊離皮弁

露出部である手指掌側皮膚欠損の再建において無毛皮膚を有する内側足底部は極めて有用な皮弁採取部位である．内側足底部の穿通枝に着目することで，内側足底部背側寄りの比較的薄い皮膚や，無毛皮膚と有毛皮膚との境界部を利用することが可能となり，より整容的に優れた手指の再建が行える．また一期的な皮弁の薄層化も可能である．さらに，知覚皮弁としてのみでなく，様々な組織の同時移植や，flow-through 型血管茎とすることで，手指の血行再建も同時に行うことができる．

1．Free medial plantar artery perforator flap

本皮弁は Koshima ら[7]によって初めて報告され

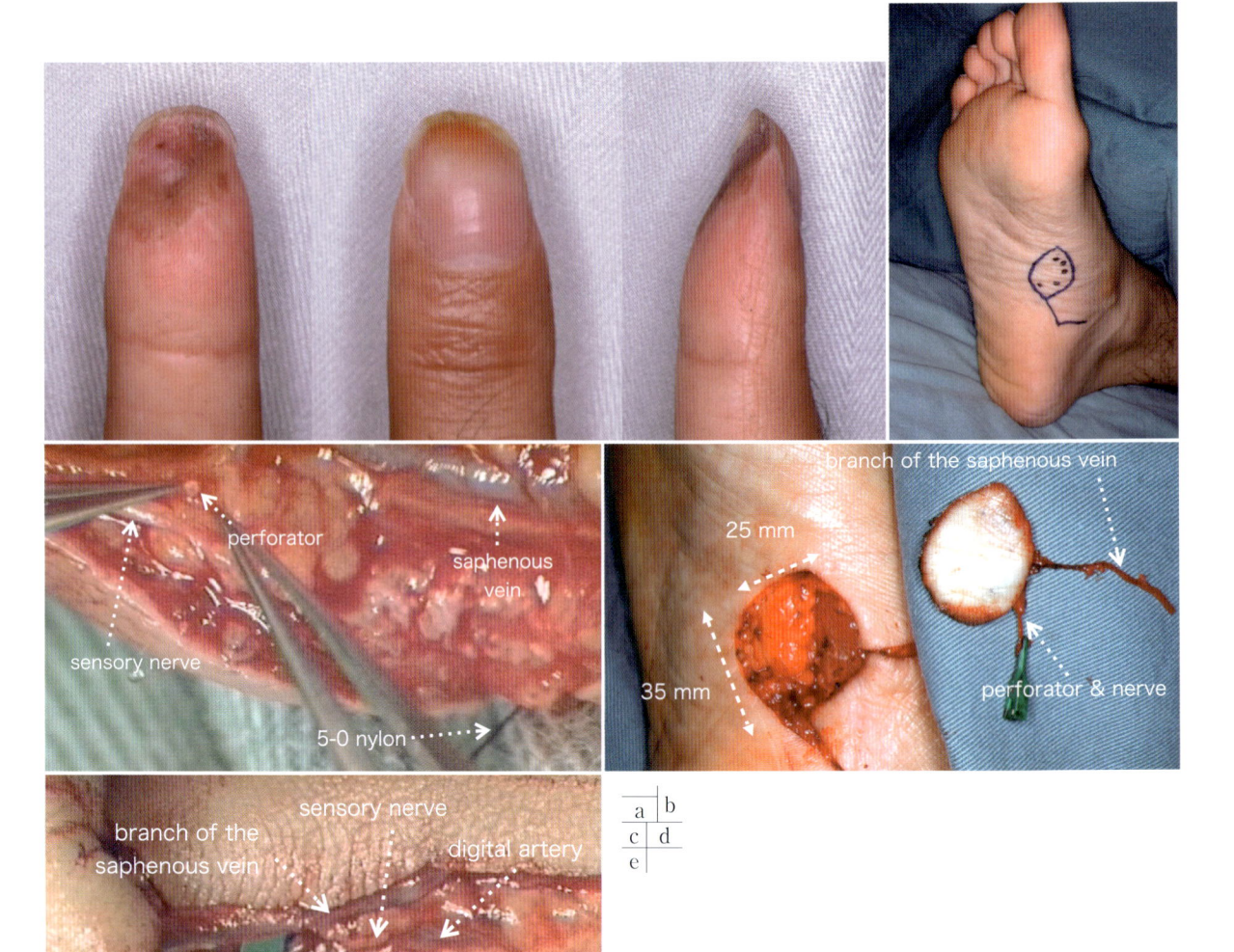

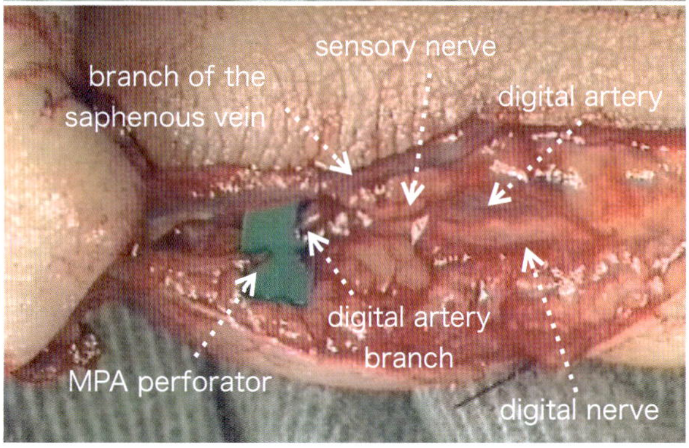

図 5.
Free MPA perforator flap による指腹部再建例 (Finger pulp reconstruction by a free MPA perforator flap)

a：末節部の遠位半分の指腹部が欠損し、軽度の鈎爪変形を呈していた．(The distal half of the pulp was lost and developed hook-nail deformity.)

b：内側足底部にドプラ音が聴取できる点を中心に 2.5×3.5 cm の皮弁をデザインした．(The flap of 2.5×3.5 cm size, was designed over the medial plantar area where the doppler signal was audible.)

c：足背側から筋膜上で伏在静脈の分枝と穿通枝に伴行する知覚神経を皮弁に含めて採取した．(The flap dissection started dorsally including the branch of the saphenous vein and the sensory nerve along the perforator.)

d：挙上した皮弁 (Completion of flap dissection)

e：穿通枝の内径は 0.4 mm であり固有指動脈の分枝に吻合した．静脈還流は伏在静脈を利用し背側皮静脈に吻合した．皮弁の知覚神経を固有指神経に縫合した．(The perforator was anastomosed to the branch of the proper digital artery due to its small internal diameter of 0.4 mm. Venous drainage of the flap was established by anastomosing the branch of the saphenous vein to the subcutaneous vein of the finger. The sensory nerve to the flap was sutured to the proper digital nerve.)

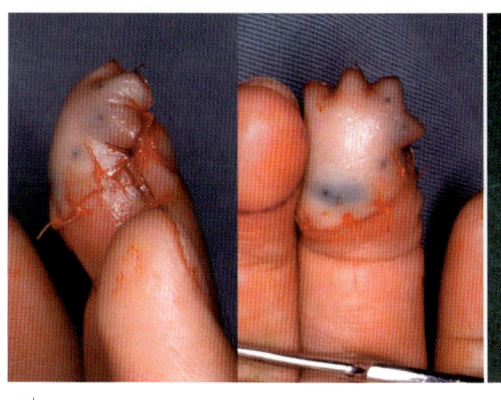

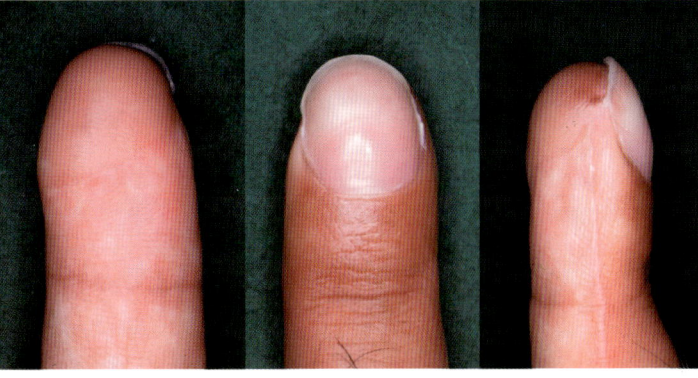

f：皮弁移植後の状態(Inset of the flap)
g：術後4か月目の状態．M2PDは10mmであった．(Finding four months after surgery. Moving two point discrimination was 10 mm.)

図 5-f, g.

た皮弁であり，その後 Huang ら[10]や Lai ら[12]によって追試されている．本皮弁は MPA 浅枝の穿通枝とその伴走静脈または大伏在静脈へ還流する皮下静脈を血管茎とするものである．Huang らはその血管茎の長さは平均 24 mm(17～30 mm)，口径は動脈で 0.72 mm，伴走静脈で 1.16 mm と報告している．また Lai らは平均で動脈口径は 0.75 mm，皮静脈の口径は 0.97 mm と報告している．Huang らや Lai らは指腹部の再建に本皮弁を知覚皮弁としては用いてはいないものの，静的二点識別能(S2PD)は各々 9.4，10 mm，動的二点識別能(M2PD)は各々 8.2，8.0 mm であったと報告している．これは後述する medial plantar artery perforator-based flap を知覚皮弁として用いた報告に比べると劣る．本皮弁は前述したように一期的薄層化が可能であり，Huang らは 10 例中 2 例のみで修正術を要したと報告している．本皮弁はさらに MPA の浅枝を flow-through 型血管茎として用い，固有指動脈などの血行再建も同時に可能である．しかし，supermicrosurgery を要さない部分第二趾移植などでも同等の結果も得られている[16]．

症例 2：28 歳，男性．右中指指腹部欠損例
機械に挟まれ右中指指腹を切断した．Composite graft は生着せず，皮膚移植術で創閉鎖はされたものの，物を持つ時や，キーボードを打つ際の痛みを訴えていた．末節部の遠位半分の指腹部が欠損し，軽度の鉤爪変形を呈していた(図 5-a)．

内側足底皮弁領域にドプラ音が聴取できる点を中心に 2.5×3.5 cm の皮弁をデザインし，足背側から筋膜上で伏在静脈の分枝と穿通枝に伴行する知覚神経を皮弁に含めて採取した(図 5-b～d)．穿通枝の内径は 0.4 mm であり，固有指動脈の分枝に吻合，静脈還流は伏在静脈を利用し背側皮静脈に吻合，皮弁の知覚神経を固有指神経に縫合した(図 5-e, f)．皮弁採取部は土踏まずよりの分層植皮で閉鎖した．皮弁は生着し，術後 4 か月目の M2PD は 10 mm であった(図 5-g)．

2．Free medial plantar artery perforator-based flap

軸走型である足底動脈皮弁を perforator-based flap として，穿通枝に着目することで，より足背側の比較的薄い無毛皮膚の利用が可能となり，さらに perforator flap と同様に一期的薄層化も可能であるが，自験例では二期的に除脂肪術を要する症例が多かった．また第 1 趾の内側足底神経第 1 枝を含めた神経付き遊離皮弁とすることも可能であり，手指掌側の固有指神経と皮膚軟部組織の複合欠損の再建に有用である．Lee らや Inoue らは本皮弁を知覚皮弁として指腹部再建に用い，S2PD が 4～5.16 mm と極めて良好な結果を報告している[17)18]．しかし，足底皮膚の S2PD が足底部にあった時よりも，神経縫合部を有する指に移植された場合に，なぜ増幅されるかは解明されていない．

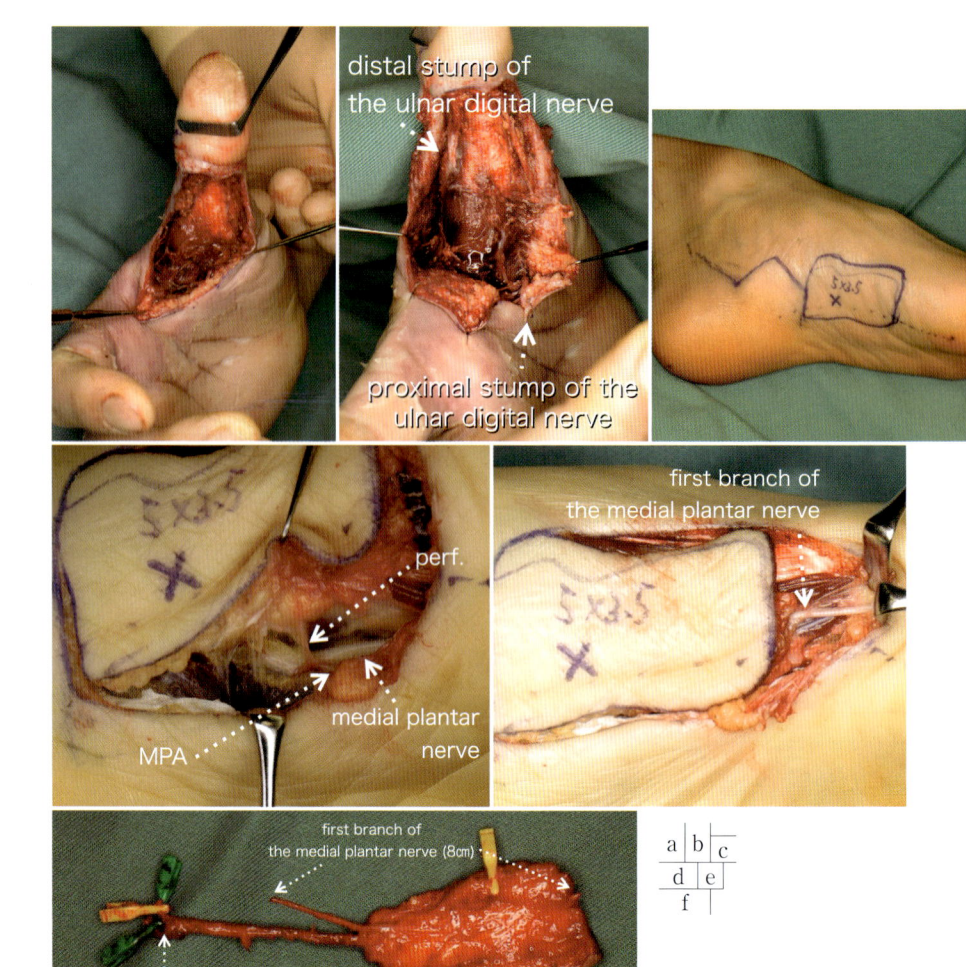

図 6. Free sensate MPA perforator-based flap with vascularized nerve graft による母指掌側皮膚と指神経の再建例(Reconstruction of the composite defect of the volar skin and the digital nerve of thumb by free sensate MPA artery perforator-based flap with the vascularized nerve graft)
 a，b：右母指基節部掌側皮膚と 7.5 cm の尺側固有指神経の欠損(The combined defect of the volar skin and the ulnar digital nerve (7.5 cm) of the right thumb)
 c：通常より足背寄りのデザイン(The design of the flap shifted toward the dorsal side, comparing to that of the conventional MPA flap.)
 d：足底側からの剝離で穿通枝を確認(Dissection from the plantar side led to the perforator to the flap)
 e：内側足底神経第 1 枝を皮弁に含めた．(The first branch of the medial plantar nerve was included in the flap.)
 f：挙上した皮弁(The elevated flap)

症例 3：34 歳，男性．右母指基節部掌側皮膚・尺側固有指神経・両側固有指動脈欠損例

爆発事故によって右母指基節部掌側皮膚・尺側固有指神経・両側固有指動脈欠損となった症例(図 6-a，b)．5×3.5 cm の medial plantar artery perforator-based flap を内側足底部の足背寄りにデザインした(図 6-c)．皮弁への内側足底神経の皮枝を温存し，8 cm の内側足底神経第 1 枝を含めた神経付き遊離皮弁を採取した(図 6-d〜f)．MPA を橈骨動脈背側手根枝，MPA の伴走静脈を橈側皮静脈分枝に吻合し，内側足底神経第 1 枝を尺側指神経欠損部に間置した(図 6-g，h)．皮弁採取部は人工真皮貼付後に分層植皮術で創閉鎖した．その後，二度の顕微鏡下除脂肪術を行った．初回再建術から 1 年 4 か月後の母指尺側と皮弁の S2PD はそれぞれ 6 mm と 16 mm，Semmes-

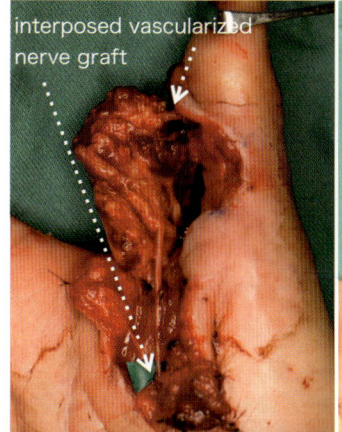

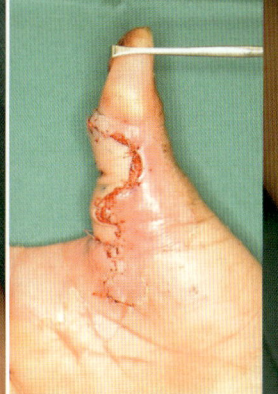

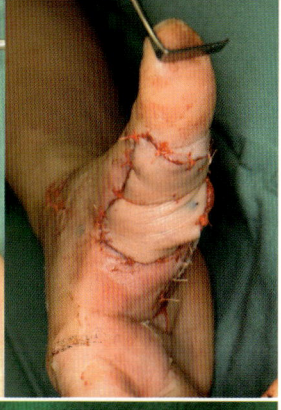

図 6-g～j.
g：血管柄付き神経を指神経欠損部に間置した．(The vascularized nerve graft was set in the nerve defect.)
h：皮弁縫着後(Finding after the flap inset)
i：二度の除脂肪術後の所見(Finding after two times of defatting procedure.)
j：内側足底神経第1枝採取後の知覚脱失部位(赤線内)(In sensate area ; inside of the red circle, after the first branch of the medial plantar nerve harvest)

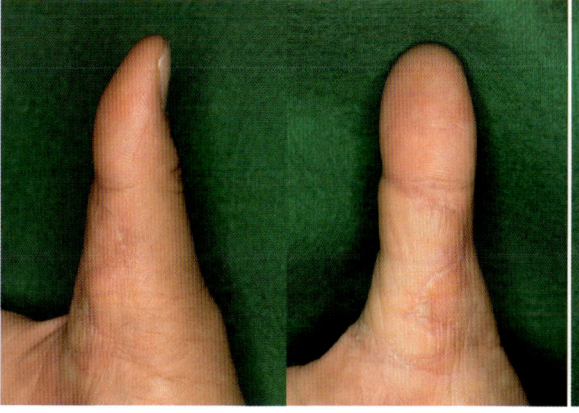

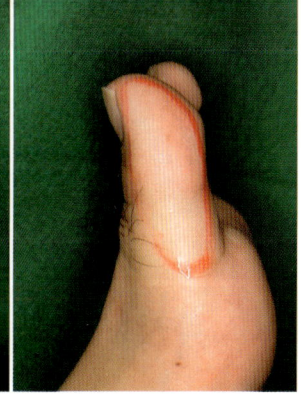

Weinstein(SW)知覚テストはそれぞれ青と黄であった．再建部は整容的にも良好な結果となった(図 6-i)．皮弁採取足の第1趾外側のS2PDとSW知覚テストはそれぞれ20 mmと赤であった(図 6-j)．

3．遊離足内側皮弁

本皮弁は比較的薄い皮膚皮下組織，さらに無毛皮膚と有毛皮膚との境界部を採取できるため，整容性を意識した指の再建に有用である．しかし，本皮弁の皮島自体は薄いものの，穿通枝周囲には脂肪組織が多い．本皮弁は皮島が薄いため十分な防御知覚の回復(SW知覚テスト6～9，M2PD 7 mm[19]，S2PD 17 mm，M2PD 9.8 mm[20])が得られるとされている．本皮弁においてもMPA浅枝などを利用したflow-through型皮弁とすることが可能である[20]．さらに，皮弁近傍の屈筋支帯などを含めた皮弁の挙上も可能である．

症例4：34歳，女性，左中指中節部橈側皮膚・靱帯性腱鞘欠損例

左中指中節部橈側の腫瘍切除後に橈側半分の皮膚・靱帯性腱鞘・中節骨部分欠損となった症例(図 7-a)．指の側正中部の無毛皮膚と有毛皮膚の境界部を再現するために1.6×2.8 cmの足内側皮弁を足部の無毛皮膚と有毛皮膚の境界部を含むようにデザインした(図 7-b)．皮弁の足底側から母指外転筋上を剝離し穿通枝を確認した．伏在静脈の分枝1本を皮弁に含めた(図 7-c)．さらに靱帯性A4腱鞘の再建のために屈筋支帯の一部も皮弁に含めた(図 7-d，e)．屈筋支帯を掌側ではA4腱鞘の断端と，背側では中節骨の骨膜に縫合した(図 7-f)．MPAの深枝を固有指動脈に吻合し，その伴走静脈と伏在静脈の分枝を背側皮静脈に吻合した．皮島自体は薄いものの穿通枝周囲の脂肪組織が多く，皮島のデザインが小さかったこと，さらに指の腫脹も加わり創閉鎖が困難となった．人工真皮を貼付後に分層植皮術を行い創閉鎖した(図 7-g)．皮弁採取部はV-Y前進皮弁を用いて閉鎖した(図 7-h)．その後，皮弁減量術と小指球からの全層植皮，瘢痕拘縮形成術を行った(図 7-i，j)．再建術後3年3か月目の左中指の% total active

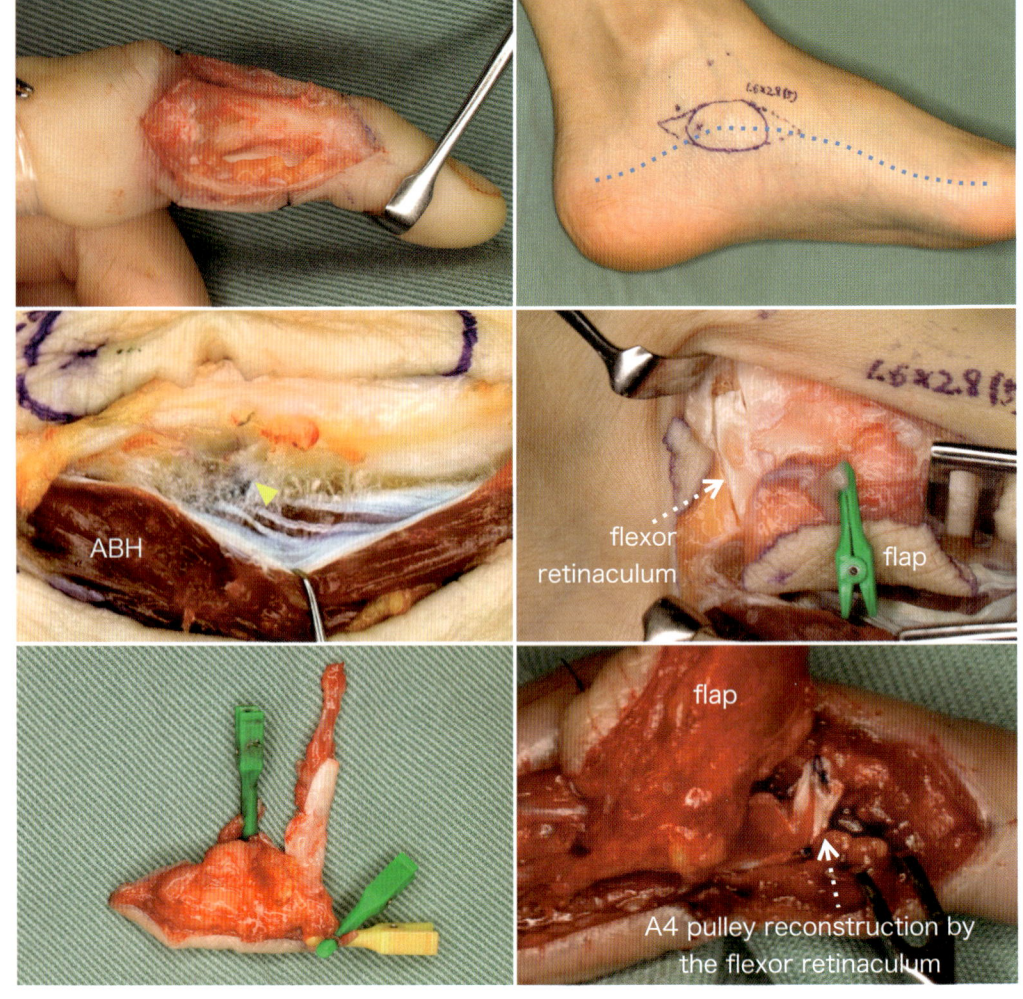

図 7. 屈筋腱支帯付き遊離足内側皮弁による左中指橈側皮膚および靱帯性腱鞘の再建例(Reconstruction of the composite defect of the radial skin and ligamentous pulley by the free medialis pedis flap with the flexor retinaculum)

a：橈側の有毛皮膚と無毛皮膚の欠損に加え靱帯性 A4 腱鞘と中節骨の橈側皮質骨欠損もある．(A defect including the hairy and glabrous skin, the ligamentous A4 pulley, and the cortex of the middle phalanx)

b：足内側皮弁を有毛皮膚と無毛皮膚の境界線(破線)と舟状骨粗面を中心にデザインした．(The medialis pedis flap was designed over the transitional line of the hairy and glabrous skin(dotted line), and the navicular tuberosity.)

c：母指外転筋上を剝離し，舟状骨との間から穿通枝(黄三角)を確認した．(The perforator(yellow arrowhead) emerged in between the abductor hullucis muscle and the navicular bone.)

d：皮弁に屈筋支帯を含めた．(A part of the flexor retinaculum was included in the flap.)

e：皮島自体は薄いものの，穿通枝周囲の脂肪組織が多い．(Although the skin island itself was thin, the amount of fat tissue around the perforator was large.)

f：屈筋支帯を掌側で A4 腱鞘の断端へ，背側で中節骨の骨膜に縫合した．(A4 pulley reconstruction was achieved with the transferred flexor retinaculum, which was sutured to the stump of the A4 pulley volarly and the periostenum of the middle finger dorsally.)

range of motion は 95％であった(図 7-k)．

まとめ

内側足底動脈から分岐する動脈には様々な名称が用いられ，また解剖学的変異も多い．内側足底動脈浅枝の穿通枝を有茎皮弁として用いる場合，後足荷重部全体の被覆は困難である．一方で前足部の被覆は可能であるが，知覚皮弁として用いる

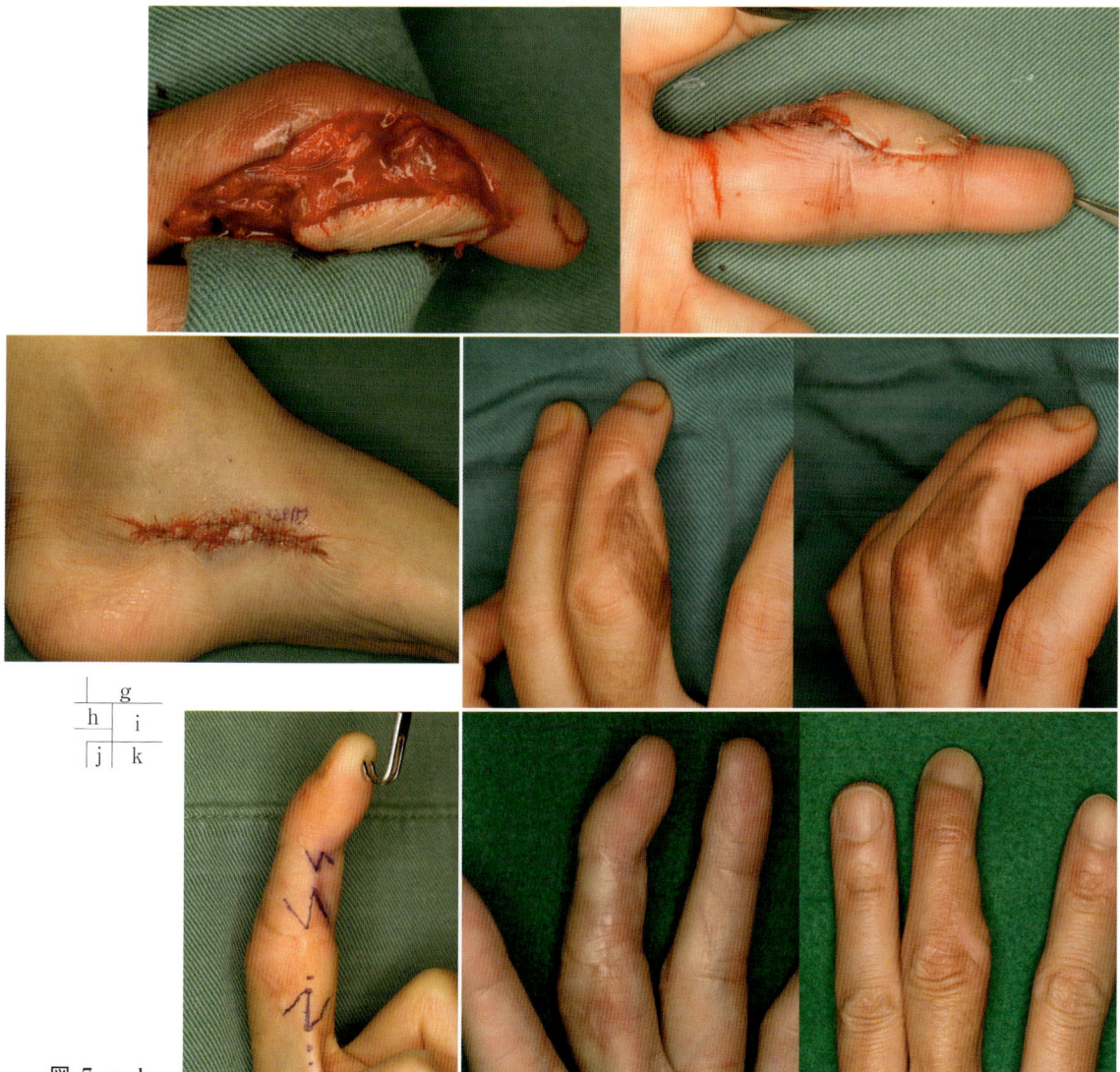

図 7-g～k.

g：皮弁のデザインが小さかったこと，穿通枝周囲の組織量が多いこと，そして指の腫脹のため創閉鎖が困難であり，人工真皮を貼付後に分層植皮術を行った．(Primary closure could not be achieved due to the small skin island, bulkiness around the perforator, and swelling of the finger. The wound was closed with the dermal substitute and subsequent split thickness skin graft.)

h：皮弁採取部は両側からのV-Y前進皮弁で閉鎖した．(The donor site was closed with the bilateral V-Y advancement flaps.)

i：13か月後の状態(Findings after 13 months)

j：初回修正術(除脂肪術と分層植皮部を小指球からの全層植皮で貼り替え)から8か月後の状態．Z形成術のデザイン(Findings 8 months after the first revision；defatting procedure, re-surfacement of the split thickness skin graft site with the full thickness skin graft from the hypothenar area. Picture also shows the design of the Z-plasty for the scar contracture release.)

k：瘢痕拘縮形成術から6か月目の状態(Findings 6 months after scar contracture release)

ことはできない．内側足底動脈深枝の穿通枝を血管茎とした有茎皮弁は後足部の比較的小さな欠損の被覆には有用であるが，内側足底動脈浅枝を犠牲にする必要がある．内側足底部の穿通枝に着目した場合，同部からの皮弁は遊離皮弁として手指掌側の再建に極めて有用である．内側足底動脈浅枝の穿通枝を free perforator flap として用いる場合には supermicrosurgery の技術を要する．Perforator-based flap として用いた場合には，知覚皮弁として指腹部の再建や，指神経の同時再建も

可能となる．遊離足内側皮弁は皮島が薄いため知覚の回復が必須でない掌側や側正中部の皮膚軟部組織欠損に有用であるが，血管茎周囲の脂肪組織が多いという欠点がある．また flow-through 型皮弁とすることで固有指動脈の同時再建も可能である．

参考文献

1) Rodriguez-Vegas, M.：Medialis pedis flap in the reconstruction of palmar skin defects of the digits：clarifying the anatomy of the medial plantar artery. Ann Plast Surg. 72：542-552, 2014.
   Summary 後脛骨動脈に由来する血管の名称や解剖学的変異がよくまとめられている．

2) Cormack, G. C., et al.：The blood supply to the skin by regions. In：The Arterial Anatomy of Skin Flaps. 238, Churchill Livingstone, Edinburgh, 1994.

3) Bertelli, J. A., Duarte, H. E.：The plantar marginal septum cutaneous island flap：a new flap in forefoot reconstruction. Plast Reconstr Surg. 99：1390-1395, 1997.
   Summary 足内側皮弁に用いられる MPA の深枝の穿通枝に関して詳しい解剖が報告されている．

4) Masquelet, A. C., Romana, M. C.：The medialis pedis flap：a new fasciocutaneous flap. Plast Reconstr Surg. 85：765-772, 1990.
   Summary 足内側皮弁の解剖学的背景とともに挙上法を報告した文献．

5) Yang, D., Yang, J. F., Morris, S. F., et al.：Medial plantar artery perforator flap for soft-tissue reconstruction of the heel. Ann Plast Surg. 67：294-298, 2011.

6) Hidalgo, D. A., Shaw, W. W.：Anatomic basis of plantar flap design. Plast Reconstr Surg. 78：627-636, 1986.
   Summary 足底皮膚の血管と神経解剖を詳細に検討した報告．

7) Koshima, I., Urushibara, K., Inagawa, K., et al.：Free medial plantar perforator flaps for the resurfacing of finger and foot defects. Plast Reconstr Surg. 107：1753-1758, 2001.

8) Koshima, I., Narushima, M., Mihara, M., et al.：Island medial plantar artery perforator flap for reconstruction of plantar defects. Ann Plast Surg. 59：558-562, 2007.
   Summary 有茎内側足底皮弁 (pedicled MPA perforator flap) による足底の再建を報告した文献．

9) Coruh, A.：Distally based perforator medial plantar flap：a new flap for reconstruction of plantar forefoot defects. Ann Plast Surg. 53：404-408, 2004.

10) Huang, S. H., Wu, S. H., Lai, C. H., et al.：Free medial plantar artery perforator flap for finger pulp reconstruction：report of a series of 10 cases. Microsurgery. 30：118-124, 2010.

11) Attinger, C. E., Evans, K. K., Bulan, E., et al.：Angiosomes of the foot and ankle and clinical implications for limb salvage：reconstruction, incisions, and revascularization. Plast Reconstr Surg. 117：261s-293s, 2006.

12) Lai, C. H., Lai, C. S., Huang, S. H., et al.：Free medial plantar artery perforator flaps for the resurfacing of thumb defects. Ann Plast Surg. 65：535-540, 2010.

13) Imanishi, N., Kish, K., Chang, H., et al.：Anatomical study of cutaneous venous flow of the sole. Plast Reconstr Surg. 120：1906-1910, 2007.

14) Morrison, W. A., Crabb, D. M., O'Brien, B. M., et al.：The instep of the foot as a fasciocutaneous island and as a free flap for heel defects. Plast Reconstr Surg. 72：56-65, 1983.

15) Harrison, D. H., Morgan, B. D.：The instep island flap to resurface plantar defects. Br J Plast Surg. 34：315-318, 1981.

16) Lee, D. C., Kim, J. S., Ki, S. H., et al.：Partial second toe pulp free flap for fingertip reconstruction. Plast Reconstr Surg. 121：899-907, 2008.

17) Lee, H. B., Tark, K. C., Rah, D. K., et al.：Pulp reconstruction of fingers with very small sensate medial plantar free flap. Plast Reconstr Surg. 101：999-1005, 1998.

18) Inoue, T., Kobayashi, M., Harashina, T.：Finger pulp reconstruction with a free sensory medial plantar flap. Br J Plast Surg. 41：657-659, 1988.

19) Ishikura, N., Heshiki, T., Tsukada, S.：The use of a free medialis pedis flap for resurfacing skin defects of the hand and digits：results in five cases. Plast Reconstr Surg. 95：100-107, 1995.
    Summary 遊離足内側皮弁の解剖学的考察とともに手指の再建に用いた報告．

20) Wong, S. S., Wang, M. L., Su, M. S., et al.：Free medialis pedis flap as a coverage and flow-through flap in hand and digit reconstruction. J Trauma. 47：738-743, 1999.

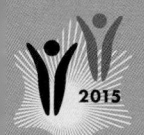

第29回
日本医学会総会 2015 関西

医学と医療の革新を目指して
― 健康社会を共に生きるきずなの構築 ―

2015年 春 開催 **登録受付中**

学術講演 4.11–4.13
国立京都国際会館／グランドプリンスホテル京都
京都大学百周年時計台記念館／京都大学医学部芝蘭会館

学術展示 4.10–4.13
京都市勧業館「みやこめっせ」
国立京都国際会館

一般公開展示 3.28–4.5
神戸国際展示場 ほか

医学史展 2.11–4.12
京都大学総合博物館

医総会WEEK 4.4–4.12
京都劇場／メルパルク京都
他京都駅周辺

日本内科学会（同時期開催）2015.4.10～4.12　京都市勧業館「みやこめっせ」

▶ 参加登録料

登録区分	分科会応援早割 (10/31まで)	事前登録 (11/1～1/31まで)	当日登録
医師・歯科医師・研究者	25,000円	30,000円	35,000円
医薬情報担当者(MR)・行政・企業		30,000円	35,000円
大学院生（医師・歯科医師） および卒後5年までの医師・歯科医師		10,000円	15,000円
メディカルスタッフ※		5,000円	8,000円
社会福祉士・介護福祉士・精神保健福祉士		2,000円	3,000円
大学院生（医師・歯科医師を除く）		2,000円	3,000円
学部学生		無料	無料
同伴者（医療従事者以外の家族）		3,000円	5,000円

※薬剤師・看護師・保健師・助産師・臨床検査技師・診療放射線技師・理学療法士・作業療法士・管理栄養士・臨床工学技士・救急救命士・歯科衛生士・歯科技工士・衛生検査技師・視能訓練士・義肢装具士・言語聴覚士・病院事務・管理関係者

事前参加登録方法

総会ホームページをご覧ください。

www.isoukai2015.jp

医総会 2015　検索

事前登録デスク

TEL 03-6736-4369
FAX 03-5963-3277
平日 10:00～17:00
E-mail: regi-desk@isoukai2015.jp

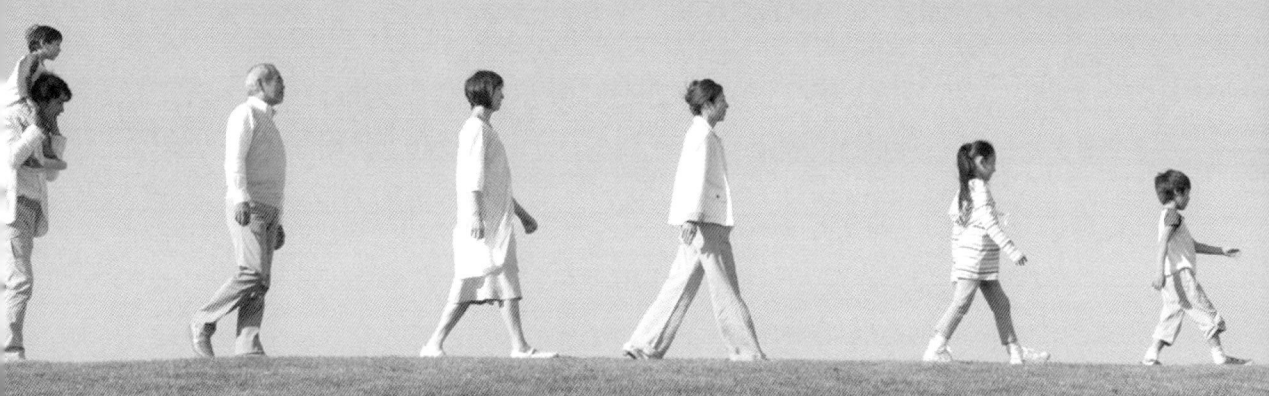

■会頭：井村 裕夫　■副会頭：本庶 佑、山岸 久一、平野 俊夫、髙井 義美、森 洋一　■準備委員長：三嶋 理晃

■主催：日本医学会　■主務機関：京都大学医学部、京都府立医科大学、大阪大学医学部、神戸大学医学部、滋賀医科大学、大阪市立大学医学部、奈良県立医科大学、和歌山県立医科大学、関西医科大学、大阪医科大学、近畿大学医学部、兵庫医科大学、国立循環器病研究センター、京都府医師会、大阪府医師会、兵庫県医師会、滋賀県医師会、奈良県医師会、和歌山県医師会

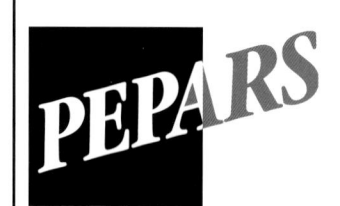

◆特集／有茎穿通枝皮弁による四肢の再建
足・下肢
後脛骨動脈穿通枝皮弁（PTAp flap）

澤泉雅之[*1] 棚倉健太[*2]

Key Words：穿通枝皮弁（perforator flap），複合組織弁（vascuralized composite graft），下腿再建（reconstruction of lower leg），骨軟部腫瘍（musculoskeletal sarcoma），有茎皮弁（pedicled flap）

Abstract 下腿内側における皮膚血行形態・動態について解説し，これを利用した後脛骨動脈穿通枝皮弁について応用例を供覧した．

本皮弁は，後脛骨動静脈から分岐する穿通枝の位置により3群に分けられる．これを利用することで，下腿内側の各所に穿通枝皮弁が作成可能であり，膝前面から踵部までの欠損に対応可能である．しかし，有茎皮弁として茎となる穿通枝とその周囲組織が正常に保たれていることが条件となるため，高度外傷や軟部腫瘍症例では適応が限られる．また，下腿での皮弁作成については，機能面は無論のこと形態や整容に対する配慮も不可欠である．

はじめに

1981年，Pontén[1]により下腿内側上方に筋膜を含めた有茎皮弁として紹介され（図1-a），今日の筋間穿通枝を利用した皮弁の先駆けとなった最初の筋膜皮弁も，現在では穿通枝間のlinking現象[2]により従来の長さ幅比を超えた皮弁が作成可能であったことが理解されている．1986年にはAmaranteら[3,4]により内顆上に茎を持ちその上方に作成される遠位側茎皮弁が開発され，下腿から足部への皮弁の移動が可能となった（図1-b）．以後，後脛骨動静脈を茎血管として挙上する逆行性皮弁として，皮弁を遠位側へ安全に移行することが可能であることが示された[5,6]．その一方で，最近では単独の筋間穿通枝を茎血管とし筋膜を含めない穿通枝皮弁[7,8]や皮弁採取部の犠牲を減じた脂肪筋膜弁[9]などが用いられている．

本稿では，下腿内側の皮弁作成に必要な血管解剖と基礎的事項を提示し，後脛骨動脈穿通枝を茎血管として利用する様々な有茎皮弁を部位別・構成成分別に紹介する．

下腿内側部の皮膚血行

下腿での皮弁の作成にあたっては，この部位の皮膚軟部組織の血行をよく理解する必要がある[10]．後脛骨動脈は外側へ向かって腓骨動脈を分岐した後，脛骨神経と伴行しながら長趾屈筋とヒラメ筋の筋間を下降し，下腿内側面へ向かい通常5～7本の筋間穿通枝を分岐する．これらの穿通枝を，深層筋膜を貫通する部位で分類した場合，鵞足の停止部下端付近（高位穿通枝），腓腹筋の筋腱移行部周囲の高さ（中位穿通枝），内顆上4.5～7.5 cmの高さ（低位穿通枝）と，おおむね3つの群に分けられる（図2, 3）[5,11]．

各々の穿通枝は，解剖学的に正常状態では分水嶺のごとく独立した領域を支配しているが，皮弁として挙上した場合には皮弁茎部からの血行が隣接領域まで波及して，皮弁全体を栄養するようになる．この動的支配領域はlinkingと表現され，皮弁作成時の最も基本的事項として理解されてい

[*1] Masayuki SAWAIZUMI，〒135-8550 東京都江東区有明3-10-6 癌研有明病院形成外科，医長
[*2] Kenta TANAKURA，同，副医長

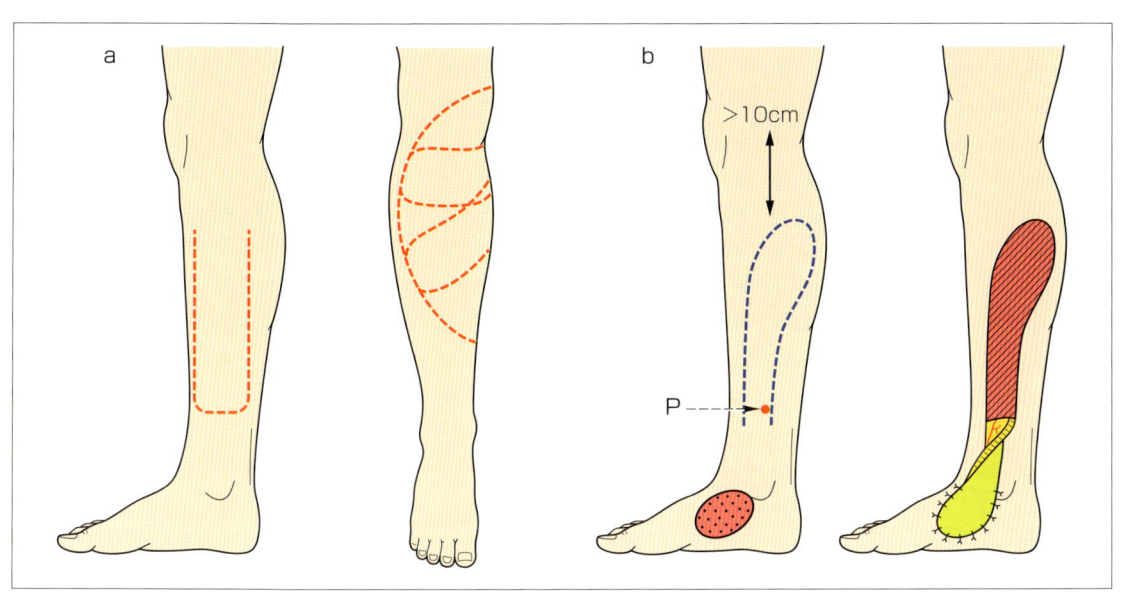

図 1. 1980 年代の下腿内側皮弁のデザイン

a：Pontén の筋膜皮弁. 筋膜を含めて皮弁を作成することで, 従来の長さ幅比を超えた皮弁が作成可能であることが示された.

b：Amarante らの遠位側茎皮弁. 下腿の末梢側を血管茎(P：pivot point)とし, 有茎の皮膚筋膜茎皮弁として足関節, 踵部を被覆域とする.

いずれの皮弁も皮弁採取部の創閉鎖に植皮を要する.

(Design of the flaps at medial leg in 1980s)

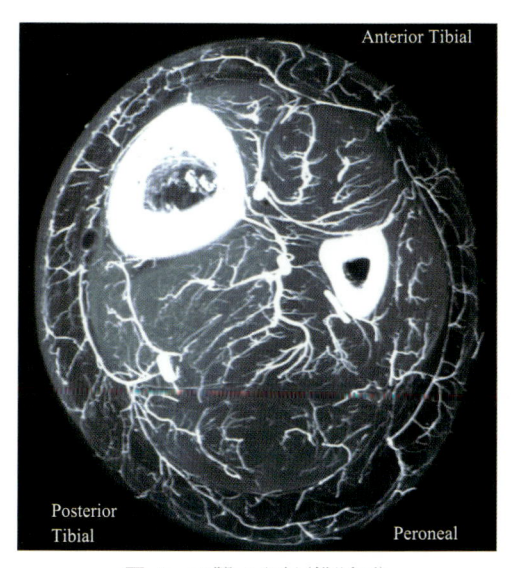

図 2. 下腿の血行(横断面)

下腿は前脛骨動脈・後脛骨動脈・腓骨動脈の 3 本の深部動脈から主には筋間穿通枝, 一部は筋肉内を穿通する皮枝が深層筋膜を貫通し, これらの皮枝は筋膜と互いにネットワークを形成しながら皮膚・皮下組織を養う. 後脛骨動脈について見ると, 穿通枝が筋膜上を広がり, 前方では伏在静脈を栄養しながら下腿の約 1/2 周を支配する.

(Cross sectional radiograph of the lower leg)

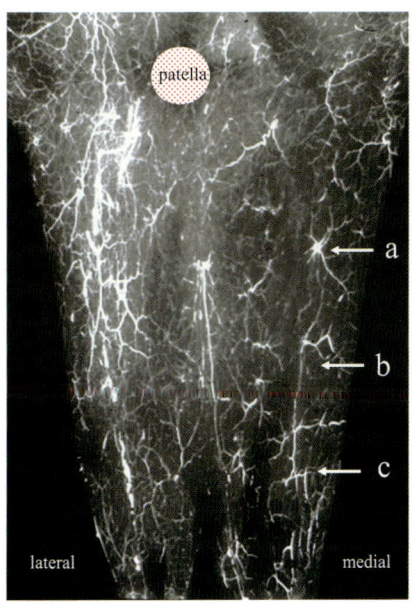

図 3. 下腿の血行(深層筋膜上)と後脛骨動脈穿通枝
後脛骨動脈からの高位穿通枝(a), 中位穿通枝(b)と低位穿通枝(c)

下腿内側では脛骨後縁に沿って四肢の深層筋膜上の組織血行の特徴として, 穿通枝が皮神経・皮静脈に栄養血管を供給するため, これに沿って長軸を縦走する血管網を形成する(矢印 b, c).

(Radiograph of the skin and soft tissue of the lower leg)

図 4.
動的な血管皮膚支配領域
生理的な状態では，穿通枝は隣接領域と互いに複数の連絡をもちながら，一定区域の皮膚を栄養する．その境界部は，分水嶺のごとく互いに動的な平衡状態にある．この解剖学的支配領域に対し，皮弁を挙上する場合，隣接する穿通枝の血行は途絶され，皮弁穿通枝は血管分圧を減じながらも境界領域を拡大し，通常，隣接領域までを養う．すなわち，実際の皮弁では動的な血行の変化を含めた範囲が生着域となる．さらに，皮神経や皮静脈を栄養する血管網を利用したり，delay を行うことで皮弁の生着域は潜在的な支配領域まで拡大することができる．
(Dynamic territories of the angiosome)

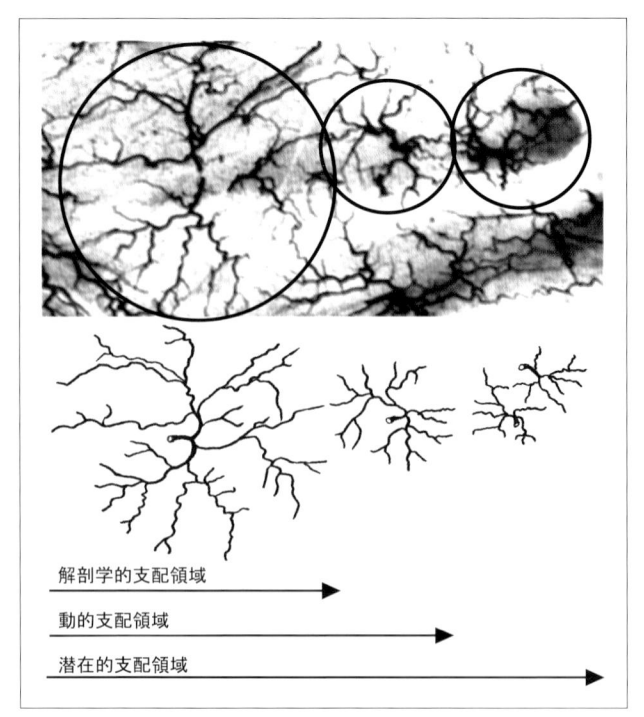

る[2)12)]．さらに下腿内側では，伏在神経と大伏在静脈が存在するため，これらの栄養血管として穿通枝が chain-linking を起こし，隣接支配領域を超えて縦走する血管網を形成する[2)12)]（図 4）．同様に，大伏在静脈は前腕における皮静脈と同様に，皮弁内静脈の還流路として安定した皮弁血流を司る[13)]．

後脛骨動脈穿通枝皮弁

後脛骨動脈の穿通枝を血管茎として挙上する筋膜皮弁である．皮弁の作成にあたっては，欠損の部位と形を念頭に置き，これに近接した下腿深部動脈の穿通枝を茎血管として皮弁のデザインを行う．皮弁は近位側茎，遠位側茎のいずれのデザインも可能であるが，下腿下方と比較し上方に作成した方が皮弁採取後の創閉鎖は容易である．また，外傷例では瘢痕の介在や深部組織の損傷をよく考慮し，損傷の伴わない部位に茎血管を求める必要がある．この際，ドップラー血流計による確認も有用である．

実際の手術にあたっては，隣接する穿通枝の支配領域であれば，いずれの方向にも皮弁を作成することができる．しかし，下腿の長軸に沿って穿通枝を選択した方が，皮弁内に伏在皮神経や大伏在静脈を含めることできる（図 4）．駆血帯使用下

に皮弁遠位側（隣接穿通枝側）より皮膚切開を加え，深層筋膜下に皮弁を挙上していく．この際，筋間筋膜やその周囲血管網は極力皮弁側に含めることが重要であることは図 2 にも示す通りである．剝離挙上した深層筋膜を通して皮膚へ分布する穿通枝が確認されたら，残りの皮島デザインに皮膚～筋膜下まで切開を加える．最後に，穿通枝周囲の筋間筋膜を丁寧に剝離し島状皮弁とする．

下腿は露出部であり，外傷などを受けやすい部位であることから，原則としてドナーサイトの皮膚を一時的に縫合閉鎖できる範囲に皮弁の大きさを留めることが望ましく，中等大以上の大きさの欠損に対しては遊離皮弁が適応となる[14)]．しかし，血管病変や患者の全身状態などから微小血管吻合が困難と考えられる場合には有用である（図 5, 6）．

1. 高位穿通枝皮弁（図 5）

近位穿通枝は，腓骨動静脈の分岐直後に脛骨の栄養動脈直下より派生する．ヒラメ筋の停止部に沿って脛骨裏面を約 5 cm 斜走し鵞足の停止部下端付近で深層筋膜に至る．

近位穿通枝は近位側茎皮弁と遠位側茎皮弁のいずれの方向にも作成可能であるが，前者の方が伏在静脈の還流路を利用し下腿遠位 1/3 までの長い皮弁が作成できる．一方，後者では皮弁採取部の

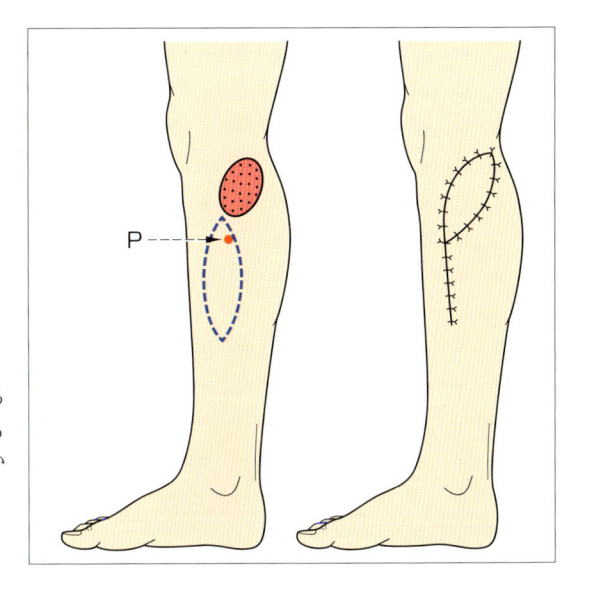

図 5.
後脛骨動脈高位穿通枝皮弁のデザイン
欠損に近接した穿通枝(P)を pivot point とし,隣接する穿通枝の方向に筋膜皮弁を作成する.いかなる方向にも作成可能であるが,皮弁採取後の皮膚閉鎖を念頭に置いてデザインする.
(Schematic diagram of the high level PTAp flap)

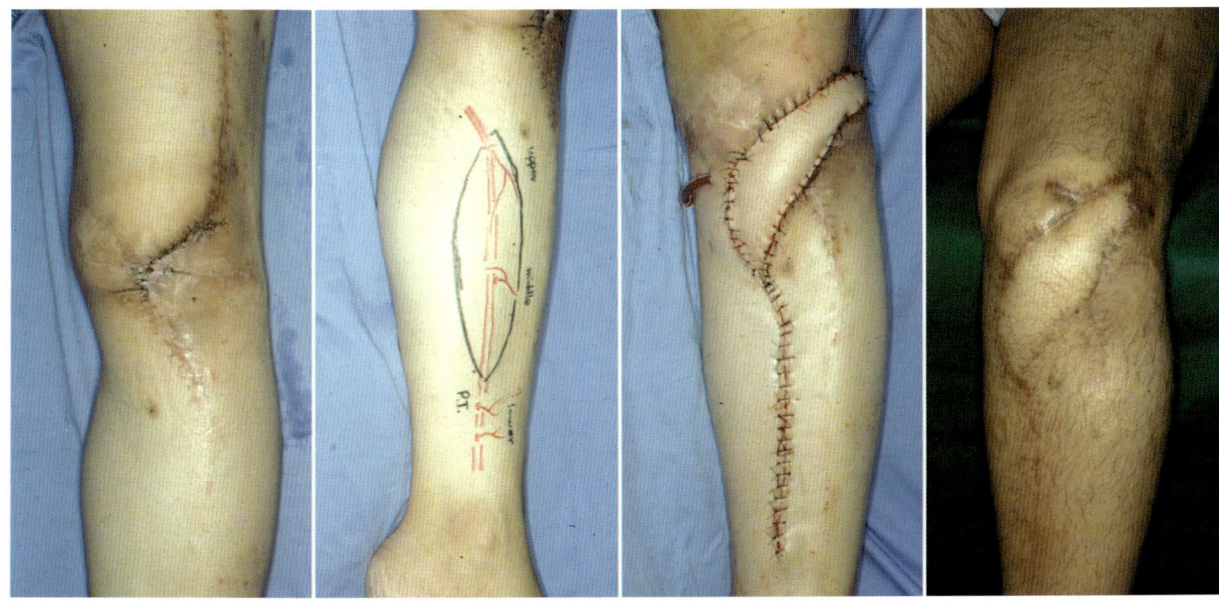

a | b | c | d　　　図 6. 後脛骨動脈高位穿通枝皮弁
a:人工膝関節術後の難治性の創離開
b:鵞足の停止部下端の皮枝を血管径とし,大伏在静脈を含めることで隣接領域を超える皮弁をデザイン
c:皮弁移行後
d:術後,膝関節の屈曲が可能となる.
(Clinical application of the high level PTAp flap)

創閉鎖が前者よりは容易である(図6).適応は一次縫縮が不可能と思われる創の閉鎖や幅が約5cm 程度の欠損の被覆に有用である.さらに広範な損傷や骨・関節が露出する場合には腓腹筋やヒラメ筋の筋皮弁を選択する[15)16)].

2.中位穿通枝皮弁(図7)

中位穿通枝は,ヒラメ筋の筋腱移行部の高さで派生し長趾屈筋裏面を横断した後,ヒラメ筋の脛骨付着部遠位で深層筋膜を貫通する.後脛骨動脈との距離は約3cmである.

近位穿通枝と同様に近位側茎皮弁と遠位側茎皮弁のいずれの方向にも作成可能である.近位側茎は皮弁採取部が下腿筋群の腱性部分になるため,皮弁の採取部の閉鎖に植皮などを用いにくい.遠

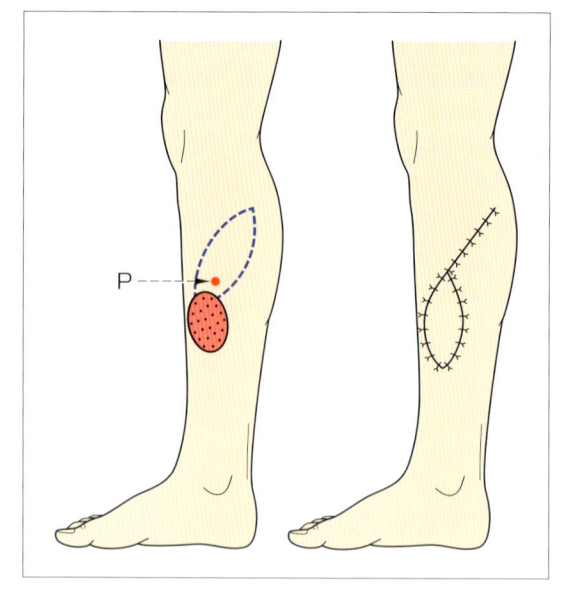

図 7.
後脛骨動脈中位穿通枝皮弁のデザイン
欠損に近接した穿通枝(P)を pivot point とし，隣接する穿通枝の方向に筋膜皮弁を作成する．いかなる方向にも作成可能であるが，皮弁採取後の皮膚閉鎖を念頭に置くと皮膚に余裕のある下腿近位側にデザインする．
(Schematic diagram of the middle level PTAp flap)

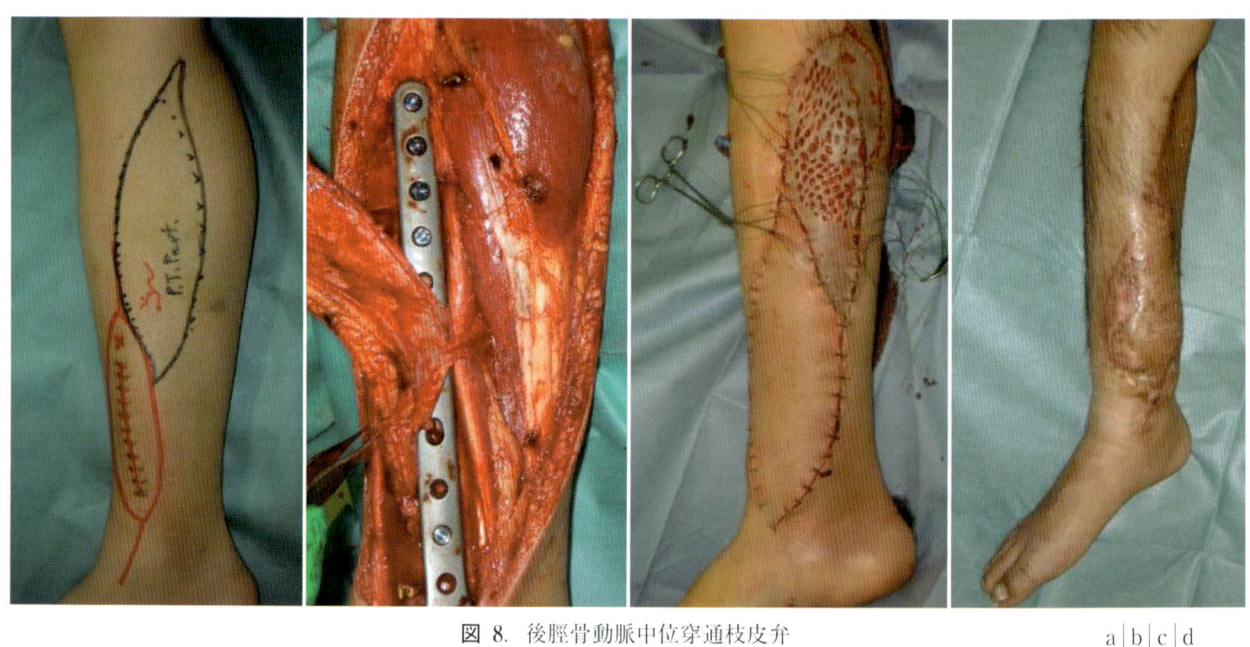

図 8. 後脛骨動脈中位穿通枝皮弁   a|b|c|d
a：32 歳，男性の下腿多形細胞肉腫症例．追加広切により脛骨の合併切除を予定
b：血管柄付き腓骨移植術で骨欠損を補填．腓骨動脈からの皮脂枝が脆弱であったため後脛骨動脈穿通枝を茎とした皮弁を挙上
c：皮弁を 180°ローテーションして欠損を被覆．皮弁採取部には植皮を追加
d：術後
(Clinical application of the middle level PTAp flap)

位側茎では採取部が筋体部分にあたるため創閉鎖が近位側茎よりは容易であり，植皮も可能である．下腿内側の遠位 1/3 には他に有用な有茎皮弁，筋皮弁がないことから遊離皮弁が使えない状況では最も有用な皮弁である(図 8～10)[17)18)]．

3．低位穿通枝皮弁(図 11)

低位穿通枝は，内顆上 4.5～7.5 cm の高さで通常 2 本存在する．長趾屈筋裏面を横断した腱間を立ち上がって深層筋膜を貫通する．3 群の中では最も細く短い穿通枝である．

低位穿通枝皮弁は，内顆上で周囲の皮下組織が

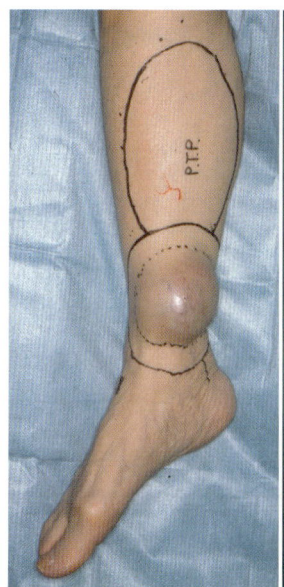

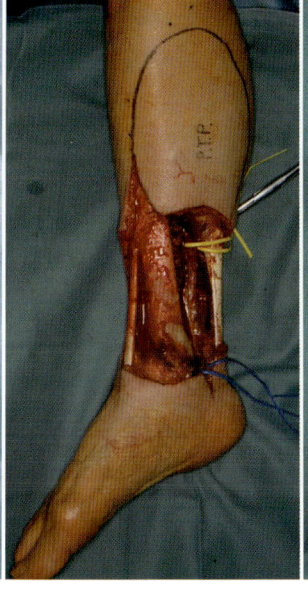

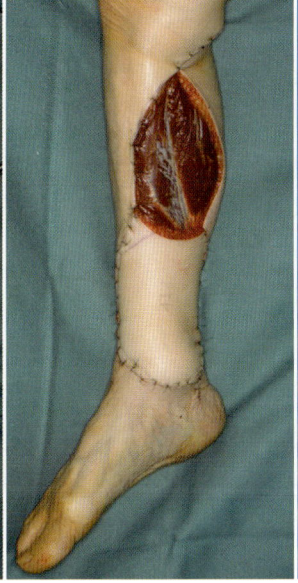

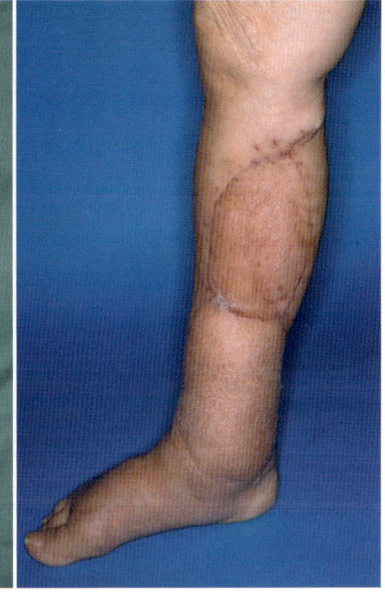

a|b|c|d　　図 9. 後脛骨動脈中位穿通枝皮弁
a：86 歳，女性の下腿 MFH 症例．心疾患により短時間の硬膜外麻酔手術を指示される．
b：欠損に隣接した穿通枝をドップラーで確認し，その上方へ皮弁をデザイン
c：皮弁を 180°ローテーションして欠損を被覆
d：術後 6 年
(Clinical application of the middle level PTAp flap)

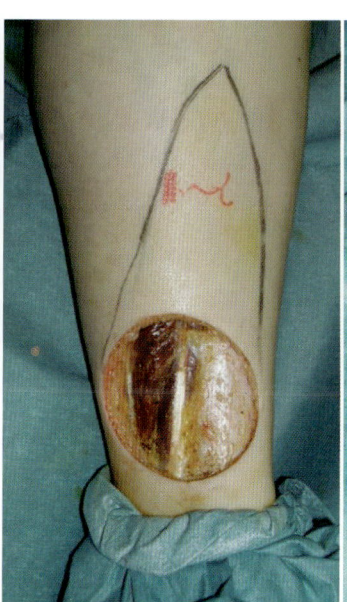

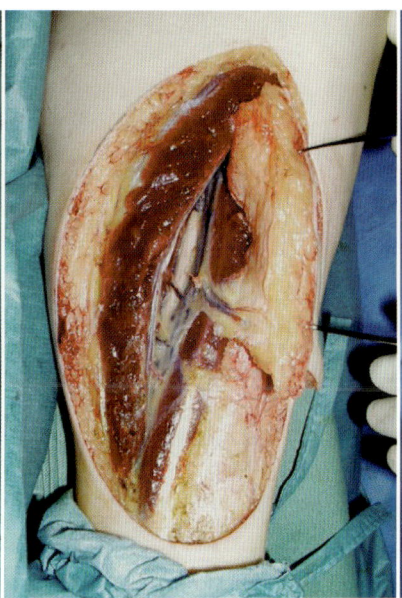

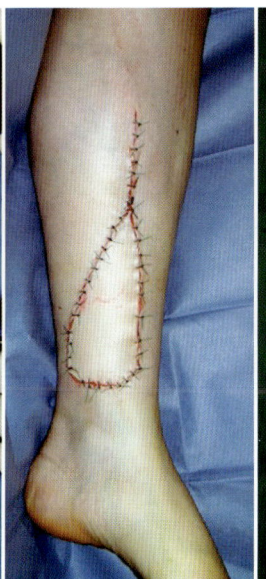

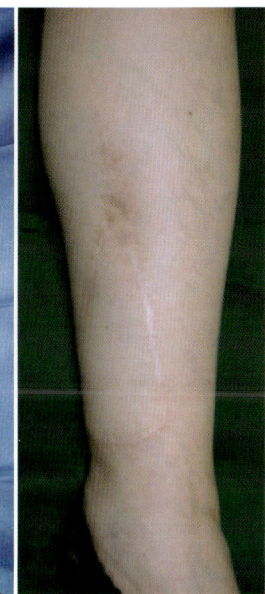

a|b|c|d　　図 10. 逆行性後脛骨動脈皮弁
a：脛骨の露出創に対し，その上方に皮弁をデザイン
b：中位穿通枝を用いて皮弁を挙上
c：皮弁の移動は V-Y advancement 法を用いており，皮弁採取部は一時的に創閉鎖
d：術後 9 年
(Clinical application of the reverse posterior tibial flap with V-Y design)

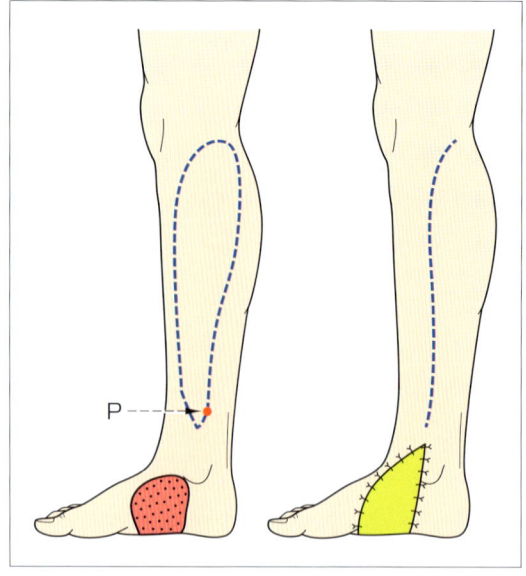

図 11.
後脛骨動脈低位穿通枝皮弁のデザイン
欠損に近接した低位穿通枝(P)を pivot point とし，高位穿通枝の方向に伏在静脈を含めて筋膜皮弁を作成する．
(Schematic diagram of the lower level PTAp flap)

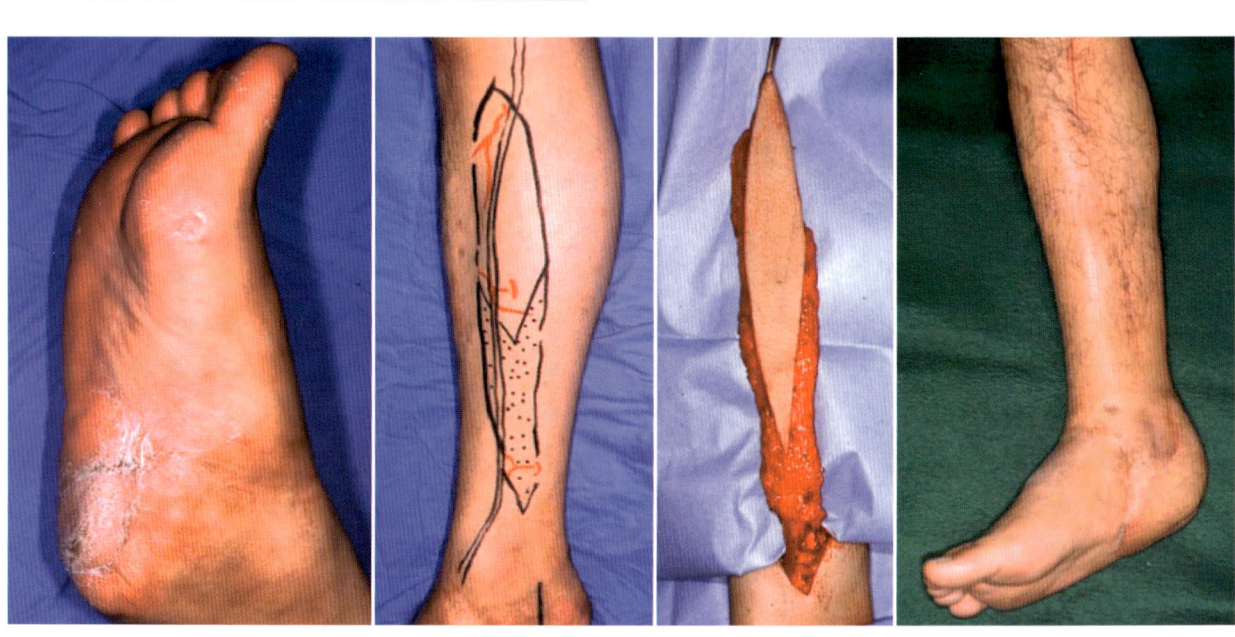

図 12. 後脛骨動脈遠位穿通枝皮弁　　　　a｜b｜c｜d
　a：足底踵部の難治性潰瘍　　　　b：後脛骨動脈遠位穿通枝を茎とするデザイン
　c：皮弁茎には大伏在静脈を含む．　　d：術後
(Clinical application of the lower level PTAp flap)

薄く，下腿筋群の腱性部分となるため皮弁の採取部として適切ではなく，通常遠位側茎皮弁として下腿中央部分に作成する(図12)．

4．脂肪筋膜弁(図13)

脂肪筋膜弁とは，筋膜とその上層の皮下脂肪組織を付着させ，弁状に挙上した移植片である．その利点は，軟部組織に余裕のない下腿・足部に皮弁を作成した場合，皮弁採取の新たな皮膚欠損に対して植皮術を必要とするのに対し，脂肪筋膜弁では皮弁採取部を一次縫合できるので，皮弁採取部が線状瘢痕のみで済むことにある[9]．

下腿から足部など末梢へ移行する際には，脂肪の厚さを減じて，再建部がbulkyとならないなどの利点がある(図14, 15)[17]．

まとめ

後脛骨動脈穿通枝皮弁は下腿内側のほぼ全域で作成できることから，中等大までの欠損には極め

図 13.
Adipofascial flap の使用による皮弁採取部の処理
下腿に中等大の欠損が生じた場合, 皮弁では採取部の閉鎖ができず植皮が必要になり, 結果として2つの面状瘢痕を形成する. 脂肪筋膜弁で再建した場合, 皮弁採取部は一次縫合されるので採取部は線状瘢痕を残すのみとなる.
(Schematic diagram of the concept of adipofascial flap reconstruction in the lower leg)

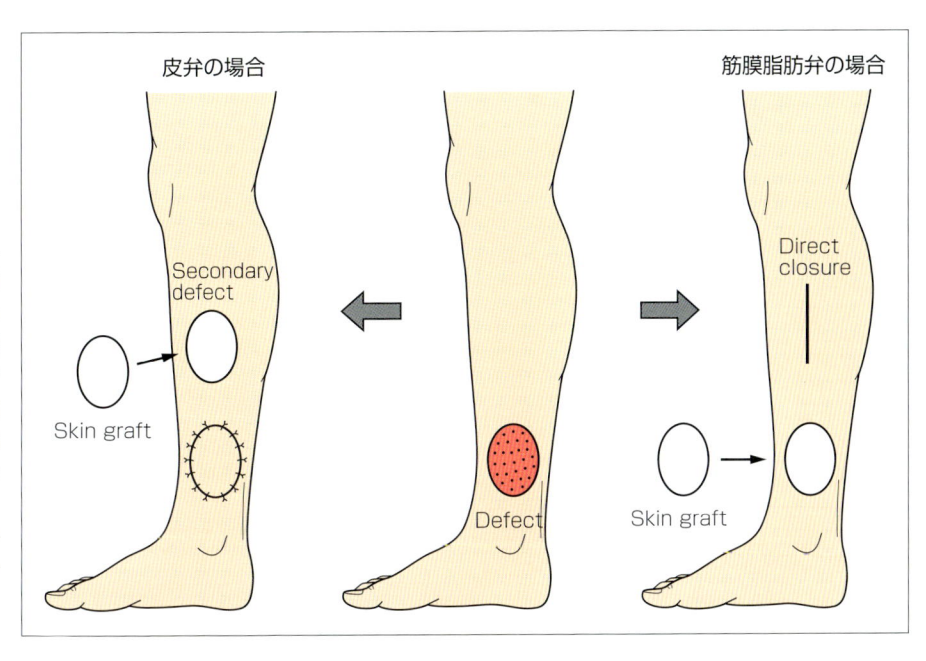

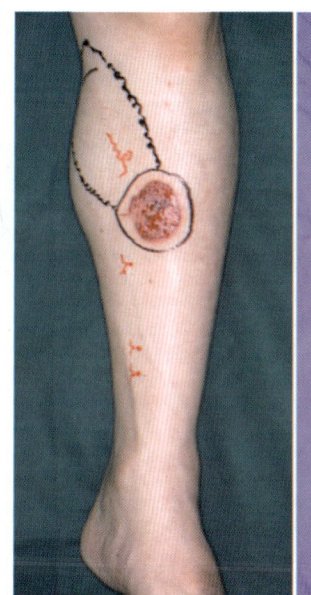

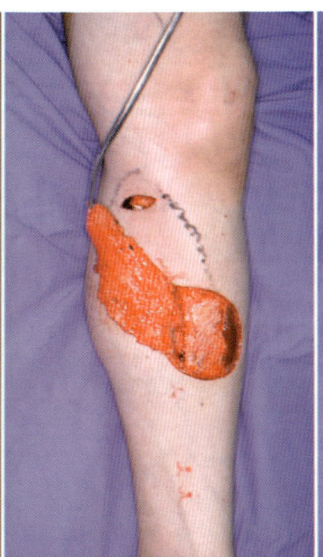

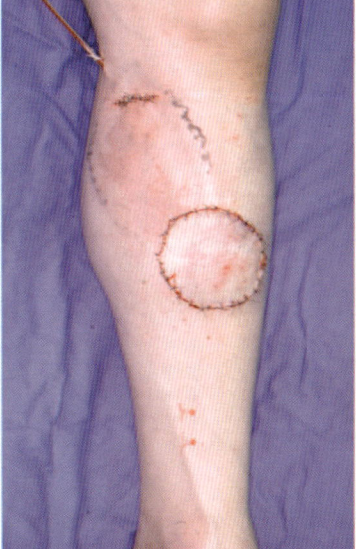

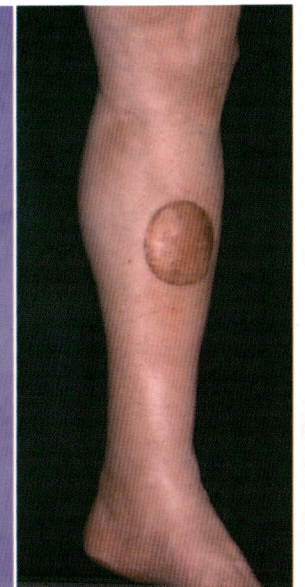

a | b | c | d

図 14. 内視鏡下に挙上した Adipofascial flap
a：脛骨前面の基底細胞癌と穿通枝を利用した脂肪筋膜弁のデザイン
b：高位穿通枝を茎とし, 脂肪筋膜弁の遠位側に小切開を起き, 剝離は内視鏡下に行う.
c：Turn over して, その上に鼠径部より全層植皮
d：術後, 皮弁採取部は膝下にわずかな線状瘢痕を残すところまで改善
(Clinical application of adipofascial flap assisted by endoscope)

て有用である. しかし, 採取部を同側の患肢に求めるため被覆できる範囲には制限があり, その場合は遊離皮弁の適応と考える.

文 献

1) Pontén, B.：The fasciocutaneous flap：its use in soft tissue defects of the lower leg. Br J Plast Surg. **34**：215-220, 1981.
2) Taylor, G. I., et al.：The vascular territories (angiosome) of the body：experimental study and clinical applications. Br J Plast Surg. **40**：113-141, 1987.
3) Amarante, J., et al.：A new distally based

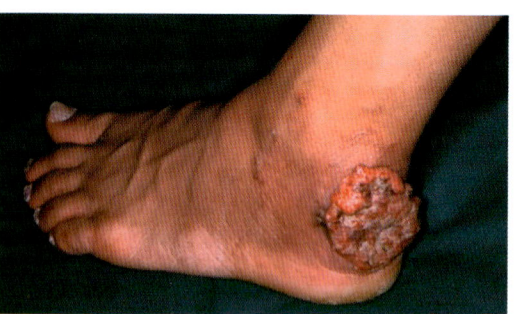

図 15. 後脛骨動脈遠位穿通枝皮弁
　a：踵部の扁平上皮癌(SCC)
　b：後脛骨動脈遠位穿通枝を茎に近位方向に脂肪筋膜弁をデザイン
　c：筋膜弁を挙上
　d：脂肪筋膜弁を欠損へ移行．上層には鼠径部より全層植皮を行う．
　e：術後
(Clinical application of the lower level PTAp adipofascial flap)

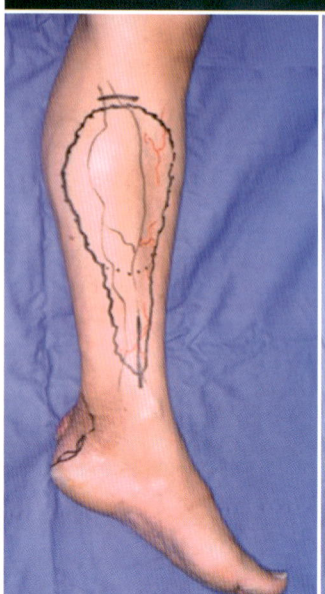

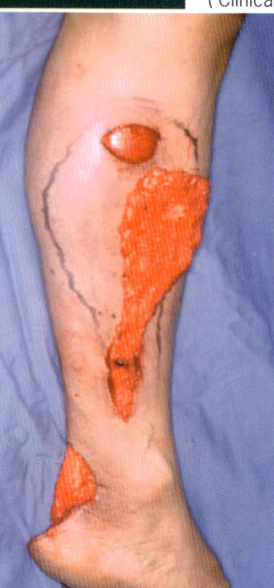

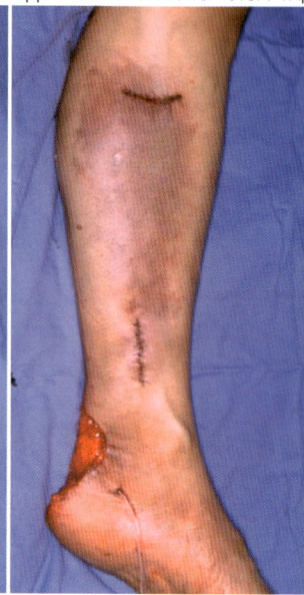

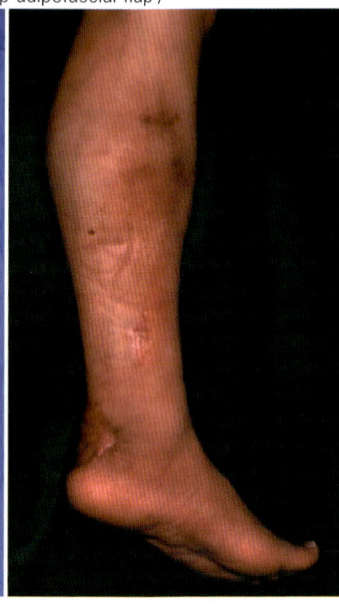

fasciocutaneous flap of the leg. Br J Plast Surg. **39**：338-340, 1986.
4) Hong, G., et al.：Reconstruction of the lower leg and foot with the reverse pedicled posterior tibial fasciocutaneous flap. Br J Plast Surg. **42**：512-516, 1989.
5) 澤泉雅之ほか：逆行性後脛骨動脈皮弁の応用と評価．形成外科．**39**：797-805，1996．
6) 澤泉雅之，丸山　優：深部静脈逆流性還流機構に関する一考察―下肢逆流圧測定と切断肢を用いた検討―．日形会誌．**15**：880-889，1995．
7) 澤泉雅之ほか：後脛骨動脈穿通枝を茎とした皮弁移植術．形成外科．**40**：559-566，1997．
8) Koshima, I., Soeda, S.：Free posterior tibial perforator-based flaps. Ann Plast Surg. **26**：284-288, 1991.
9) 澤泉雅之，丸山　優：Adipofascial flap を用いた下肢皮膚欠損の再建．形成外科．**41**：345-354，1998．
10) McGregor, I. A., et al.：Axial and random pattern flaps. Br J Plast Surg. **26**：202-213, 1973.
11) 澤泉雅之，丸山　優：【整形外科手術に役立つ皮弁とそのコツ】後脛骨動脈皮弁．MB Orthop. **21**(5)：69-76，2008．
12) 丸山　優，澤泉雅之：皮弁の基本手技．手術．**50**：1569-1580，1996．
13) 澤泉雅之ほか：Valvulotomied flap：内視鏡下弁切開を加えた下腿遠位側茎皮弁の作製と応用．日形会誌．**15**：898-909，1995．
14) 澤泉雅之，今井智浩：下腿骨軟部腫瘍再建への分割広背筋皮弁の応用．エキスパート形成再建外科手術．光嶋　勲編．344-353，中山書店，2010．
15) 澤泉雅之，前田琢磨：【研修医・外科系医師が知っておくべき形成外科の基本知識と手技】頻用される皮弁の血行形態と適応．四肢より採取される皮弁．腓腹筋皮弁．ヒラメ筋皮弁．形成外科．**55**(増刊)：s169-172，2012．
16) 前田拓摩ほか：ヒラメ筋側方移行を用いた高齢者下腿悪性腫瘍の再建．形成外科．**53**：1129-1134，2010．
17) 澤泉雅之，今井智浩：体幹・下肢における再建．整災外科．**55**：381-386，2012．
18) 藤田和敏ほか：血管柄付き腓骨移植術と後脛骨動脈穿通枝皮弁を用いて一期的再建した下肢骨悪性腫瘍の1例．形成外科．**54**：323-329，2011．

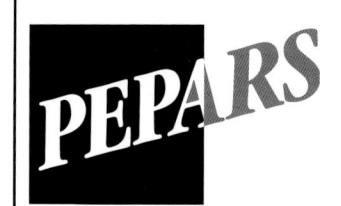

◆特集／有茎穿通枝皮弁による四肢の再建

足・下肢

腓腹動脈穿通枝皮弁(SAP flap)

柏　克彦[*1]　小林誠一郎[*2]　長尾宗朝[*3]

Key Words：穿通枝皮弁(perforator flap)，筋内穿通枝皮弁(muscle perforating artery flap)，腓腹動脈(sural arteries)，腓腹動脈穿通枝皮弁(sural artery perforator flap)，内側腓腹動脈穿通枝皮弁(medial gastrocnemius perforator flap (medial sural artery perforator flap, gastrocnemius perforator-based flap, medial sural MEDIAL GASTROCNEMIUS perforator flap))，外側腓腹動脈穿通枝皮弁(lateral gastrocnemius perforator flap (lateral gastrocnemius perforating artery flap))

Abstract 　下腿後面には，腓腹筋内・外側頭やヒラメ筋の筋内穿通枝を栄養血管とする穿通枝皮弁が作成できる．腓腹筋穿通枝は主に膝窩内外側に1対存在する腓腹動脈より派生し，その他の筋間中隔穿通枝や浅腓腹動静脈をはじめとする直達皮膚血管などと交通し，良好な皮弁血行を構築するが，その血管系には多彩なバリエーションが指摘されている．
　有茎または遊離で各種再建に有用な，腓腹動脈穿通枝皮弁の歴史，血管解剖に考察を加えつつ，手技と適応，注意点への考えを示した．

はじめに

　身体最遠位に位置する下腿〜足部において，末梢血流や機能に配慮した皮弁挙上の意義は大きく，主幹血管自体を犠牲とする皮弁に代わり穿通枝の応用が進むのは自然な流れである．下腿穿通枝の由来は，内側，前外側，後外側面では各々後脛骨，前脛骨，腓骨動脈の3大血管が主体となるが(Carriquiryら；1985[1])，後面(腓腹部)に存在する穿通枝の多くは，内側・外側腓腹動脈より派生する．

　腓腹動静脈由来の穿通枝からなる皮弁「腓腹動脈穿通枝皮弁(sural artery perforator flap；SAP flap)」の歴史と血管解剖に考察を加えると共に，挙上手技と適応，注意点への考えを述べる．

歴史的背景

　下腿 posterior compartment の組織を用いた再建法の端緒として，1966年の Ger[2] によるヒラメ筋弁，1970年代の Ger(1971年)，Pers ら(1973年)，McCraw ら(1977年)などによる腓腹筋弁，筋皮弁の利用が挙げられる[3〜6]．引き続き，Donski ら(1983年)[7] が遠位茎腓腹皮弁，Walton(1984年)[8] が posterior calf fasciocutaneous (FC) free flap を報告し，本邦での応用も相まって，腓腹部は直達皮動脈を主栄養血管とする島状筋膜皮弁の有力な採取部位として広く認知された[9)10)]．

　しかし，筋内穿通枝の利用もほぼ並行して試みられており，Taylor ら(1975年)[11] は，popliteal flap の名称で内側・外側腓腹動脈筋皮枝を茎の一部とする島状皮弁の可能性を示唆し，Mathes ら(1982年)[12] は，skin-fascial gastrocnemius flap の名称で腓腹筋内穿通枝を含む筋膜皮弁の臨床的応用に触れている．ただし，Taylor らの皮弁の茎には小伏在静脈と後大腿皮神経が含まれ，Mathes らの皮弁は皮膚茎を有するもので，純粋な穿通枝

[*1] Katsuhiko KASHIWA，〒020-8505　盛岡市内丸 19-1　岩手医科大学医学部形成外科学講座，特任教授
[*2] Seiichiro KOBAYASHI，同，教授
[*3] Munetomo NAGAO，同，助教

表 1. 下腿後面の筋内穿通枝を用いた皮弁の報告 (The previous reports about the muscle perforating artery flaps)

	代表的穿通枝皮弁
内側腓腹筋穿通枝	・Medial sural artery perforator free flap (Cavadas : 2001) ・Gastrocnemius perforator-based flap/Medial sural MEDIAL GASTROCNEMIUS perforator flap (Hallock : 2001, 2004) ・遊離内側腓腹筋穿通枝皮弁(佐野ら : 2005)
外側腓腹筋穿通枝	・Popliteal flap (Taylor & Daniel : 1975) ・Skin fascial gastrocnemius flap (Mathes & Nahai : 1982) ・Lateral gastrocnemius perforating artery flap (Kashiwa, et al. : 2003, 2008)
ヒラメ筋穿通枝	・Proximal lateral leg flap (Yajima, et al. : 1994) ／ヒラメ筋穿通枝皮弁 (Kawamura, et al. : 2005)

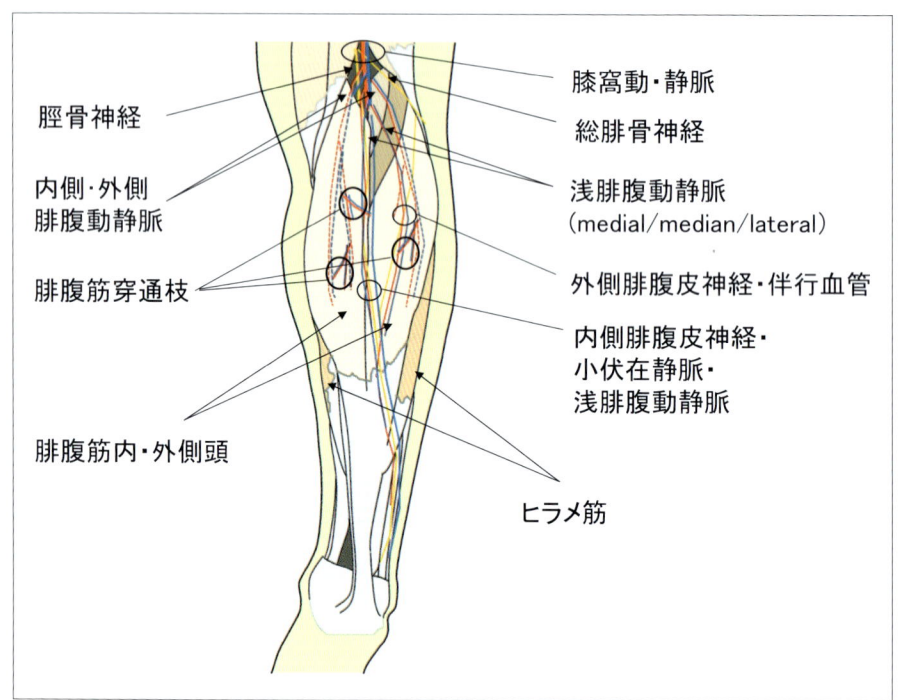

図 1.
右下腿後面の表面解剖シェーマ
(Schematic diagram of surface anatomy in the posterior aspect of right lower leg)

皮弁の出現には,さらに20年近くを要した.

2001年,Hallock[13]が,腓腹動脈穿通枝皮弁作成を前提とした解剖学的知見を示し,Cavadasら[14]は,内側頭より立ち上がる筋内穿通枝(以後,内側腓腹筋穿通枝 medial gastrocnemius perforator : MGP)を茎とする遊離皮弁の臨床応用結果を Medial sural artery perforator free flap の名称で報告した(表1).2003年には我々が,外側頭の筋内穿通枝(外側腓腹筋穿通枝 lateral gastrocnemius perforator : LGP)による腓腹神経付き遊離皮弁を gastrocnemius perforating artery flap (2008年からは外側腓腹筋穿通枝皮弁 lateral gastrocnemius perforating artery flap と呼称)として[15)16)],2004年には Hallock らが,MGP を茎とする遊離・有茎皮弁を medial sural MEDIAL GASTROCNEMIUS perforator free flap/local flap の名称で提示し[17)18)],本邦の佐野ら(2005年)[19]の報告へと繋がった.前後して,筋間中隔穿通枝を用いた posterior tibial perforator-based flap や medial and lateral malleolar perforator flaps, lateral retromalleolar perforator-based flap,筋内穿通枝を用いたヒラメ筋穿通枝皮弁 soleus perforator flap (proximal lateral leg flap)などが報告され,下腿は一躍穿通枝皮弁の宝庫となった[20)〜24)].

なお,本稿タイトルには,Cavadas らの名称を和訳した「腓腹動脈穿通枝皮弁」を用いた.以下に

表 2. 腓腹筋栄養血管の分岐形態（Potparić ら[31]より引用）．腓腹動脈の起始する位置と本数が基準となっている．
（Vascular types of sural arteries that supply the gastrocnemius muscle ; considering point of origin and numbers）

- Type 1：それぞれの筋束が各 1 本の栄養血管（84%）
  - 1A：内・外側腓腹動脈が別々に膝窩動脈から分岐（74%）
  - 1B：内・外側腓腹動脈が共通幹として分岐した後分離（10%）
- Type 2：1 本の筋束に同様の口径の 2 本の栄養血管（16%）
  - 2A：両側腓腹動脈に加え，もう 1 本の腓腹動脈が膝窩動脈から分岐
  - 2B：共通幹として生じた内・外側腓腹動脈以外に，別の腓腹動脈が膝窩動脈から分岐
  - 2C：通常の内・外側腓腹動脈に加え，下膝動脈より派生するもう 1 本の筋枝が存在，もしくは腓腹動脈が分岐して筋に進入
- 内側頭への血行
  - Type 1A：76%
  - Type 1B：9%
  - Type 2 ：15%（2A が最多，末梢の血管が大きいものが多い）
- 外側頭への血行
  - Type 1A：74%
  - Type 1B：10%
  - Type 2 ：16%（2A が最多）

示すように，腓腹筋の筋内穿通枝は必ずしも腓腹動脈に由来するとは限らないが，ここでは「腓腹筋筋内穿通枝を栄養血管とする皮弁」を意味するものとご理解頂きたい．

皮弁解剖

1．軟部組織

下腿後面は，比較的発毛の疎らな皮膚，薄い脂肪層と，脂肪層—筋層を隔てる明瞭な筋膜を有する．知覚には伏在神経や後大腿皮神経分枝が関与する他，ほぼ中央より近位で筋膜下，遠位では筋膜上を内側腓腹皮神経 medial sural cutaneous nerve（MSN；脛骨神経分枝）と外側腓腹皮神経 lateral sural cutaneous nerve（LSN；総腓骨神経分枝）が走る（図 1）．MSN は膝窩から腓腹筋内・外側頭間を通ってやや外側に，LSN は腓骨頭後方から一旦内側に下行し，併走もしくは合流（腓腹神経 sural nerve；SN）して外果後方を回り足背に至る．MSN と LSN による SN の構成には人種差が著しく，半数で合流しない欧州人に対し，日本人では 88% で合流する[25]．なお，MSN には小伏在静脈 small saphenous vein（SV）が並走し，足部外側の静脈血を集め膝窩静脈に注ぎ込むが，下腿下 1/2 では MSN の内側，上 1/2 では外側に位置する傾向がある．

これらの深層には，各々大腿骨内・外側上顆から起始する腓腹筋内・外側頭，さらに深層には，腓骨・脛骨上端に起始するヒラメ筋が存在し，いずれもアキレス腱に停止する．

2．血管系

A．浅腓腹動静脈 superficial sural arteries & veins（SSA & SSV）

一般には medial, lateral, median に分けられ，腓腹神経伴行血管や posterior calf FC flap との関連から解剖学的配置に関する報告は多い[26)27)]．Cormack ら[28]は，① median SSA は 95% で存在し，その 65% は直接膝窩動脈から，20% は内側腓腹動脈 medial sural artery（MSA），8% が外側腓腹動脈 lateral sural artery（LSA），もしくは MSA と LSA の共通幹から分岐する，② medial/lateral SSA は膝窩動脈から分岐し，通常短く細いが，median SSA の発達が悪い時のみ有意の口径を有しアキレス腱部に達するとした．本邦では利根川ら[29]が，median/medial/lateral SSA は，各々 100/52.5/55% に観察され，前者の 85% が下腿遠位 1/2 まで連続したのに対し，後 2 者は非常に細く遠位 1/2 に達する例はなかったと述べた．佐藤ら[30]は，大部分が MSA 由来であるものの，外側上膝動脈

表 3. 文献から見た腓腹部筋内穿通枝分布. Cavadas は MSP が全ての症例で見られたが, popliteal crease から 8.5 cm より上方と 19 cm より下方には存在しなかったと述べた. Hallock は, 腓腹筋穿通枝は大部分 MSA/LSA から分岐するが, 直達皮膚血管である median sural vessels からの派生もあると述べている.
(Anatomical reports about variations of muscle perforating arteries in the posterior compartment of lower leg. Cavadas described that, although perforators from the medial sural artery were found in all specimens, no perforators were found higher than 8.5 cm or lower than 19 cm from the popliteal crease. Hallock indicated that perforators arose specifically from medial or lateral sural artery, although there were perforators arose from direct cutaneous (median sural) source vessels)

	解剖学的研究報告
内側穿通枝	・内側腓腹筋穿通枝は安定して認められる ・0/10 で欠損:平均 2.0 本存在:popliteal crease から 8.5 cm より上方・19 cm より下方には存在しない(Cavadas, et al:2001) ・1/10 で欠損:平均 2.3±1.1 本存在(Hallock:2001) ・1/12 で欠損:平均 2.0±1.2 本存在(Shimizu, et al:2009) ・0/5 で利用不能(筆者らの臨床経験:〜2013)
外側穿通枝	・外側腓腹筋穿通枝は欠損率が高い ・8/10 で欠損:平均 0.4 本存在(Cavadas, et al:2001) ・1/10 で欠損:平均 1.7±1.0 本存在(Hallock:2001) ・3/12 で欠損:平均 1.7±1.2 本存在(Shimizu, et al:2009) ・12/26 で利用不能(筆者らの臨床経験:〜2013)
ヒラメ筋穿通枝	・ヒラメ筋外側近位部に 1〜2 本存在:腓骨 AV(77.8%), 後脛骨 AV(11.1%), 膝窩 AV(11.1%)由来(Kawamura, et al.:2005)

からの分岐例があることも指摘している.

なお, SSV についての詳細な記載は少ないが, median SSA には 1〜2 本伴走するとされる.

B. 腓腹筋栄養血管

内・外側頭それぞれが, 主に膝窩動静脈から分岐する MSA/LSA と伴行静脈(medial/lateral sural vein:MSV/LSV)で循環される. 通常, 内側頭が発達に優れるため, 口径は MSA の方が大きい. 分岐レベルは, 脛骨高原の高さが 61%, その上位 31%, 下位 8% で, MSA がやや上方より分岐する. 各々筋体内で 2〜3 本に分かれ分布する[28].

この分岐形態については, 27 屍体の解剖学的検索に加え, 内側頭 29 症例, 外側頭 24 症例の血管造影所見をまとめた Potparić ら[31]の報告が詳しい(表 2). その結果, ① MSA と LSA は膝窩動脈から別々に, または共通幹として分岐し, 前者が圧倒的に多い. ② MSA と LSA は各々 1 本ずつのことが多いが, 膝窩動脈や MSA/LSA, 下膝動脈より同等の太さの栄養血管がもう 1 本分岐する例も少なくない. ③ 2 本の栄養血管が存在する割合は内・外側頭いずれも 2 割弱で差がない. ④ 2 本目の栄養血管の起源は膝窩動脈が最も多いことが明らかとなった. Hallock[13]は, 10 屍体中 2 体で 2 本の MSA を認めたものの, LSA は常に 1 本であったとやや異なる見解を述べているが, 近位側よりの本筋への血行分布に多少のバリエーションが存在するという点では一致している.

C. 腓腹筋穿通枝

Cavadas[14]らや Hallock[13]が各々 10 屍体, Shimizu ら[35]が 6 屍体を用い解剖学的に検討している(表 3). Cavadas らの報告では, LGP 欠落の割合が 8/10 と非常に高い一方で, MGP は全例で存在した. 一方, 他 2 者の検索では, MGP の本数が LGP に比較して多く, 安定して存在する傾向はあるものの, LGP も比較的高い割合で認められている. 我々が 2013 年末までに行った, 腓腹部内・外側の島状または遊離皮弁の経験では, 各々 5 例中 5 例, 26 症例中 16 例で有意の口径を有する MGP/LGP を確認できており, Shimizu らの報告に近い.

また, 位置的分布について, Cavadas は popliteal crease から 8.5 cm より上方・19 cm より下方に MGP が存在しないことを示し, Hallock は膝関節からの平均距離が MGP で 12.6 cm, LGP

図 2.
模式図．腓腹部の血行ネットワーク
（P：peroneal a, T：posterior tibial a, M：medial head, L：lateral head, S：soleus muscle. arrow：superficial sural a. & v. & lesser saphenous vein）
(Schematic diagram of the vascular network in posterior compartment of the lower leg)

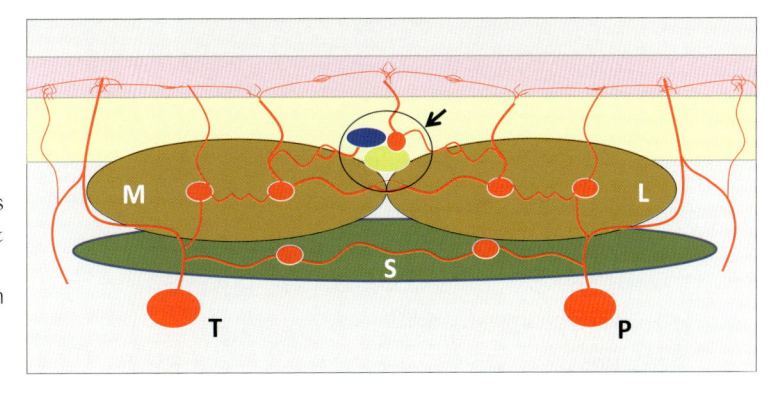

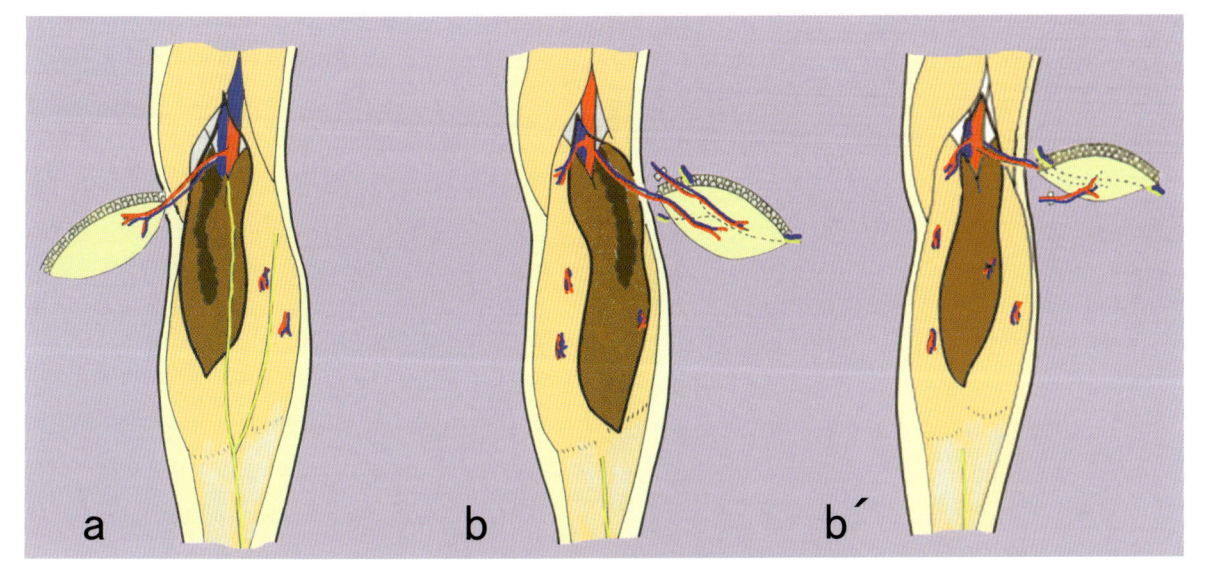

図 3. 内側・外側腓腹動脈穿通枝皮弁の挙上手技
特に外側での挙上では SSA を温存し，posterior calf FC flap に変更できる配慮が大切である．(a：内側腓腹動脈穿通枝皮弁，b：外側腓腹動脈穿通枝皮弁，b′：補助手段としての posterior calf FC flap)
(Schematic diagram of the medial & lateral sural artery perforator flaps; when reliable perforators are not observed, other vessels such as the superficial sural artery must be selected as a flap pedicle. a：medial sural artery perforator flaps, b：lateral sural artery perforator flaps, b′：posterior calf FC flap)

では 11.7 cm とした．Shimizu らの報告でも MGP は popliteal crease から 8 cm と 11 cm の位置に最も多く認めたが，LGP の分布は特定の傾向を呈さなかった．これらをまとめると，本穿通枝は下腿上 1/2～1/4 付近に多く分布すると考えられる．Chen ら[36]は，下腿後面近位 1/2 の範囲では SN に伴行する SSA が筋膜下にあるため，皮膚血行供給への役割は少なく，穿通枝が主体となると述べており，上記結果と符合する．

D．ヒラメ筋穿通枝
腓腹筋深層に位置するヒラメ筋は，Mathes & Nahai 分類の Type Ⅱに分類され，多彩な血管動態を呈する[28]．最も一般的な血行支配は，膝窩筋下縁レベルで膝窩動脈より立ち上がる上方からの血管と，腓骨動脈か後脛骨動脈から立ち上がる下方からの血管が主要血管となるもので，その他に外側腓腹動脈，膝窩動脈，後脛骨動脈，腓骨動脈などの分枝も分布する．Yajima ら[23)24)]は，① ヒラメ筋上外側部分に比較的安定して 1，2 本の穿通枝が確認でき，② 由来として，腓骨動脈の割合が高いことを示したが，③ tibio-peroneal trunk や後脛骨動脈，後脛骨動脈と腓骨動脈の分岐部からの派生例も指摘している．

E．Posterior compartment における血行 network

腓腹部皮膚血行の主体は SSA/SSV と腓腹筋内穿通枝であるが，ヒラメ筋穿通枝を含む腓骨動静脈・後脛骨動静脈よりの筋間中隔・筋内穿通枝，下行膝動静脈末梢枝である伏在動脈などの膝周辺血管も，network を構築し一端を担う．そして近年では，筋層における network の可能性も示唆されている．Taylor ら[34]は，腓腹筋遠位部で，内側頭には後脛骨，外側頭には腓骨動脈の分枝がヒラメ筋を貫いて侵入することを指摘した．内側―外側頭間においても，Bashir[32]が3～4本，Tsetsonis ら[33]が平均5.8本の交通枝の存在を明らかにし，Tayler ら[34]は，従来 Mathes & Nahai 分類の Type Ⅰ（One vascular pedicle）とされた腓腹筋を Type Ⅱ に含めている．下腿 posterior compartment に構築された皮膚・皮下・筋層を含む血行 network の存在は，いずれかの血管系が発達不良な場合に他が補完的に補う inverse relationship の関係を示唆し，穿通枝皮弁の血行動態や手技の安全性を模索する上で有益である（図2）[37]．

腓腹動脈穿通枝皮弁の挙上手技

MGP と LGP のいずれを栄養血管とする場合でも，有茎，遊離両者の移動形態が可能であり，皮島の大きさや適用部位，複合すべき組織の有無などの諸条件に従い計画を練る．

いずれの場合も，有意穿通枝の欠落や位置，分岐の異常に配慮する必要があり，有茎皮弁とする場合の手技を中心に，臨床例を提示しつつ解説する（図3）．

1．内側腓腹動脈穿通枝皮弁

患者の体位は腹臥位が容易であるが，前脛骨部や膝関節内前面に用いる機会の多い本皮弁では，股関節外転かつ外旋，股関節・膝関節屈曲で腓腹部内面を視野に置けば，体位交換を要さない．

ドプラー血流計で MGP を確認し，その位置を含め，皮島を作図する（図4-a）．Propeller flap のように，穿通枝の立ち上がりを pivot point とする時は，rotation arc を想定しやすいが，筋体内に剝離を進め，膝窩付近まで血管長を得ようとすると，基点がやや深い位置となり，移動距離に影響する．余裕を持ったデザインが望ましい．

通常，皮島切開は，皮島内側縁から行っている（図4-b）．そのまま筋膜下に至り，筋体上を剝離し，MGP を確認する（図4-c）．良い穿通枝が確認できたら，皮島上縁から膝窩方向に延長しつつ，内側頭内に剝離を進め，必要な長さの血管柄を得る．MSA の起始付近までで，通常10 cm 前後の血管長と1.5～2 mm 程度の口径が得られる．最後に皮島全周を切開し，挙上が完了する（図4-d，e）．なお，MGP 自体が伴行静脈を有するため，皮島を横切る伏在静脈系の皮静脈を結紮しても，皮弁血流に通常問題はない．

＜ Technique & Pitfalls ＞

1）皮島内側から挙上する意味は，MGP 欠損への備えである．この場合，さらに内側頭から外側頭上へと剝離を進め，LGP を栄養血管として用いることができる．また，SSA を利用して posterior calf FC flap に切り替えることもできる．この場合，穿通枝の確認後に皮弁をデザインし直すことになるが，いずれにせよ血管茎の基部は膝窩部付近であり，手術計画全体に大きな影響は与えない．さらに，最終手段として，腓腹筋内側頭の筋弁，ヒラメ筋弁なども利用可能である．

2）穿通枝の立ち上がりを pivot point として短茎で用いる際のもう一つの予備選択肢として後脛骨動脈穿通枝がある．こちらを優先するのであれば，皮島外側より切開を開始した方が手技を進めやすい場合がある．

2．外側腓腹動脈穿通枝皮弁

本皮弁の作成範囲が posterior calf FC flap とほぼ一致することから，我々は，LGP の欠損や変異が判明した際に何時でも posterior calf FC flap に変更できるよう，浅腓腹動静脈を温存しつつ手技を進める（図3-b，b′）．

神経を含めず挙上した例もあるが，大半は軟部組織欠損を伴う顔面神経欠損などで遊離神経付き

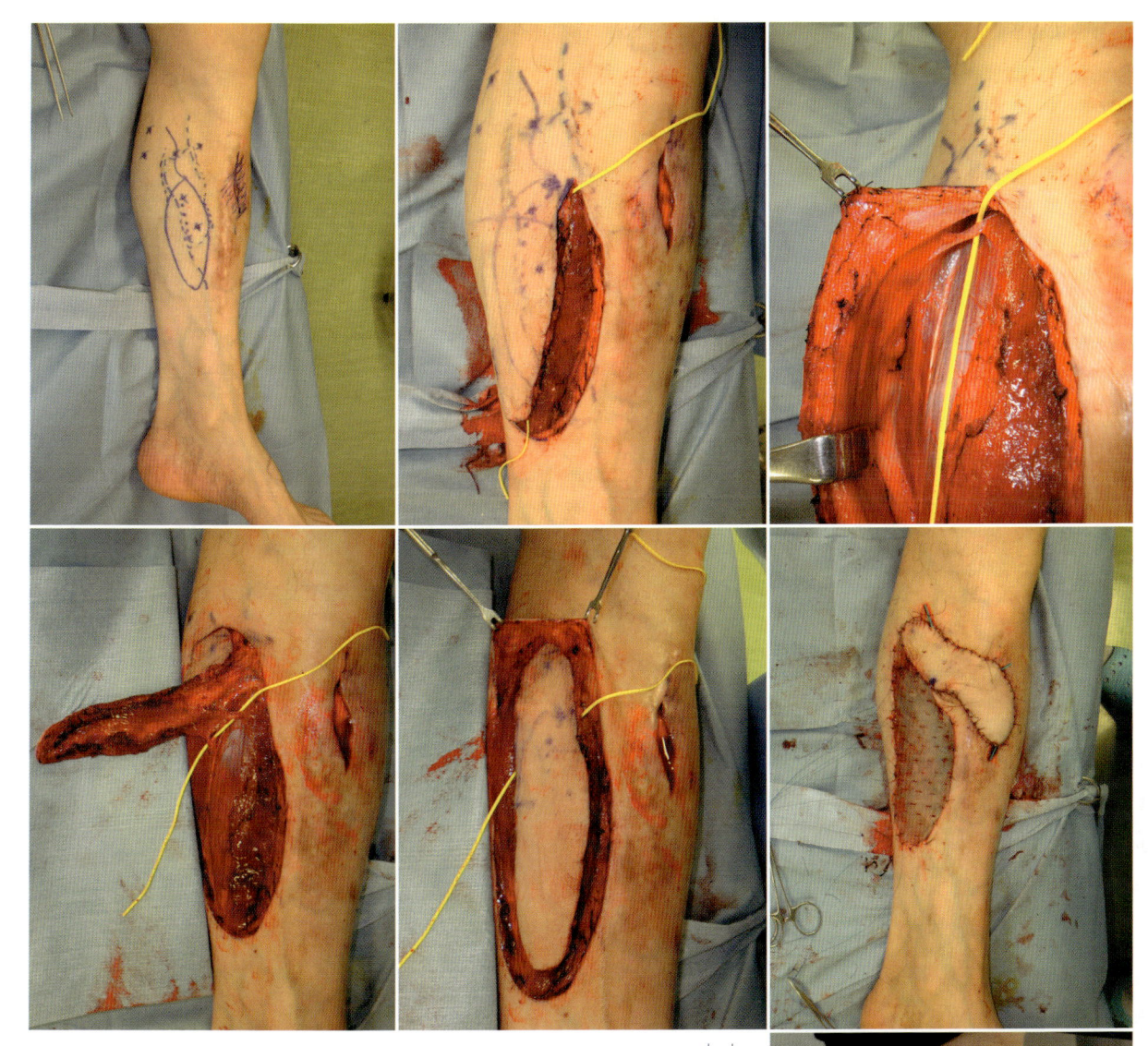

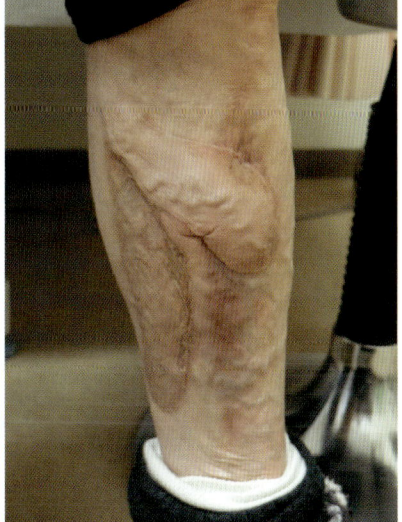

図 4.
71歳，男性．下腿骨髄炎後の瘢痕と瘻孔に対する有茎内側腓腹動脈穿通枝皮弁
　a：デザイン
　b，c：皮膚切開と穿通枝の確認
　d～f：島状皮弁として挙上後
　g：術後 2 年
(71-year-old male. A fistula and chronic scar due to osteomyelitis of the tibia : reconstruction using an island medial sural artery perforator flap. a : design of the flap, b, c : intraoperative view of the flap elevation confirming the muscle perforators from the medial head, d～f : just after flap elevation as an island flap, g : two years after operation)

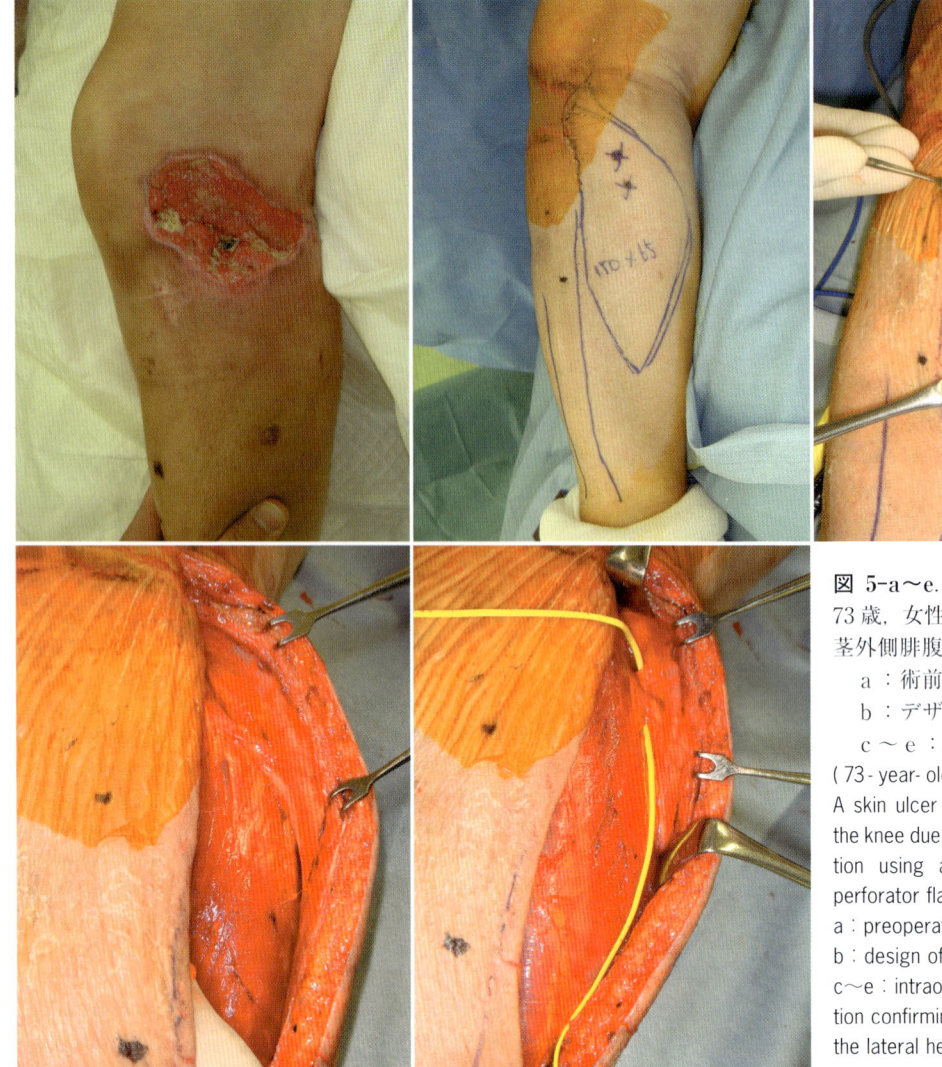

図 5-a〜e.
73歳，女性．外傷性膝潰瘍に対する有茎外側腓腹動脈穿通枝皮弁
　a：術前の状態
　b：デザイン
　c〜e：皮膚切開と穿通枝の確認
(73-year-old female. A skin ulcer in the antero-lateral aspect of the knee due to traffic accident : reconstruction using an island lateral sural artery perforator flap.
a : preoperative view
b : design of the flap
c〜e : intraoperative view of the flap elevation confirming the muscle perforators from the lateral head)

皮弁を必要とする症例であった．

体位は，仰臥位で挙上側腰下に枕を挿入し，股関節屈曲・内旋，膝関節屈曲で下肢を捻り，下腿外側を視野においている．ただし，肢位の保持で視野の取り難い助手には甚だ評判が悪く，側臥位か腹臥位が容易なのは否めない．

皮島には，事前にドップラー血流計でLGPとmedian SSA(MSNの走行)を確認，マークし，両者を含め作図する(図5-b)．

LGPの筋表面からの立ち上がりをpivot pointとする場合は，皮島外側縁の切開から入り，筋膜下に穿通枝を同定する(図5-c〜e)．筋膜上にLSNと伴行血管が透見され，その付近に向い立ち上がっていることが多い．皮弁裏面への侵入が確認できたら，皮島全周に切開を進め，筋膜下に挙上する(図5-f〜h)．

長茎の皮弁を要する場合は，まず膝窩〜皮島外側上縁切開から，膝窩と外側頭上の筋膜を露出し，筋膜上周囲1〜2 cmを剝離する．SSAがかなり近位で筋膜上に現れる例があり，損傷に注意する．筋膜下に総腓骨神経とLSNが透見されるので，筋膜切開し腓骨頭後方で両神経を確認すると，脂肪織内の神経分岐部近傍にlateral SSAが同定できる．本血管が明らかでない場合，膝窩中央のMSN近傍にmedian SSAを求める．最低何れか一方は温存しつつ，皮島外側縁の切開からLGPを同定する．この時点で，LGPとSSAの口径や皮膚への進入部位が把握できるので，何れを用い

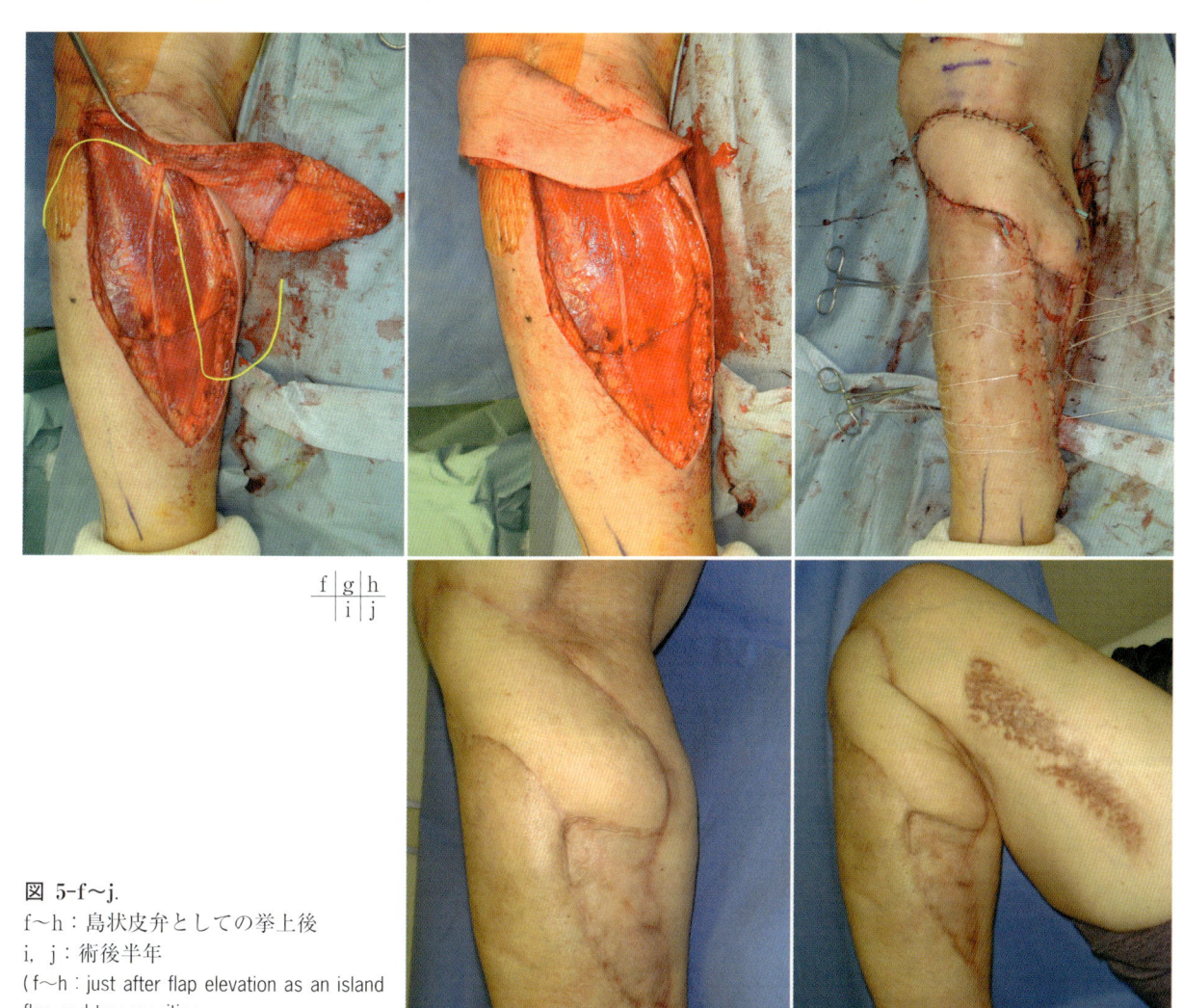

図 5-f〜j.
f〜h：島状皮弁としての挙上後
i, j：術後半年
(f〜h：just after flap elevation as an island flap and transposition
i, j：six months after operation)

るか決定する．裸眼で拍動を確認できる程度の口径があれば，栄養血管として十分である．LGP を用いる際は，必要に応じて筋体内に剥離を進め，皮島内側縁の切開を追加し，挙上が完了する．また，有意の LGP がない場合は，温存していた SSA を利用し，posterior calf FC flap としてデザインし直す．

＜Technique & Pitfalls＞

1）皮島の範囲が SN 上に及ぶ場合は，膝窩部で露出した皮神経と SSA は皮弁下か皮弁内を通過する．したがって，いずれ LGP を用いるにしても，挙上の最終段階まで SSA を温存しておくとより安全である．

2）SN を含めない症例では，神経が筋膜上を走行する部分では，皮弁裏面から筋膜に切開を加え，神経を遊離して温存する．筋膜下を走行する部分では，SN と SSA & V を，血管損傷に注意しつつ分離する．

3）SN に伴行する SV の末梢側は適当な部位で結紮する．中枢側については，遊離皮弁で SV も吻合した症例もあるが，本皮弁における SV の還流量はあまり重要でない印象がある．

4）神経を複合したい場合は，MSN/LSN/SN 周囲に多少の脂肪織を付着させつつ含める．いずれの栄養血管を選択した場合でも，良好な血流を有した状態で挙上できる．

5）近傍には，ヒラメ筋穿通枝と腓骨動脈筋間中隔穿通枝がある．短茎の皮弁で良ければ，栄養

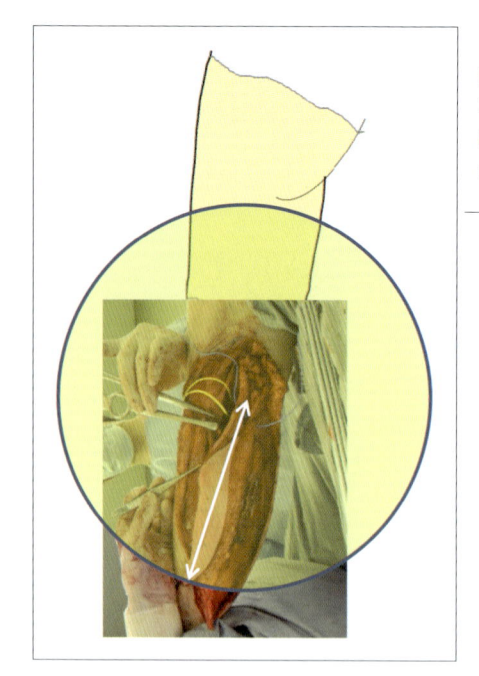

図 6.
有茎皮弁としての適用範囲
(The rotation arc of the sural artery perforator flaps in the use as a pedicle flap)

血管の有用な一選択肢と成り得る．

特徴と適応，問題点

1．長 所

橈側前腕皮弁より厚く，外側大腿皮弁よりやや薄い，発毛のまばらな，明瞭な筋膜を含む皮弁である．内側腓腹動脈穿通枝皮弁に神経を複合した報告はないが，外側腓腹動脈穿通枝皮弁は血管柄付き神経移植の一選択肢として有用である．筋枝を利用した筋組織の複合も可能である．

Posterior calf FC flap との比較では，MSN/LSN と SSA の筋膜侵入部が栄養血管流入部となる posterior calf FC flap に対し，穿通枝の刺入位置が流入部となる．この位置はドップラー血流系で概ね把握可能である．また，栄養血管となる MSA/LSA は，下肢外傷の際にも温存されていることが多い．

2．短 所

特に女性では，採取部位の整容的問題がある．皮弁採取部の縫縮できる幅は5〜6 cm が限度と考える．また，腓腹神経を犠牲にした際の知覚神経障害にも注意を要する．

3．適 応

腓腹動静脈付近まで血管剥離し有茎で用いる場合の適用範囲は，前脛骨部の上方1/2と腓骨頭周囲，膝関節前面や内・外側面である(図6)．

4．血行動態についての考察

内側腓腹筋穿通枝の安定性には異論ないが，我々の症例の中にはMGPの方がLGPより細い症例があった(図7)．また，遊離内側腓腹動脈穿通枝皮弁の報告には，分岐形態の異常による挙上断念や鬱血へのLeech使用の記述が含まれており[17]，我々の5例中3例でも辺縁壊死が見られた．外側腓腹動脈穿通枝皮弁では全く問題を認めないことから，小伏在静脈が走行する下腿後面の中

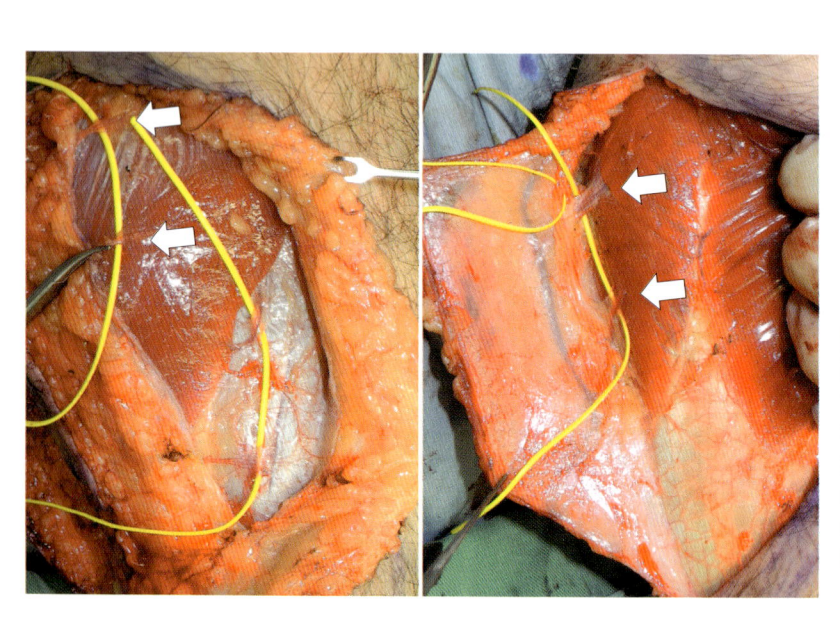

図 7.
遠位茎腓腹皮弁挙上時の所見．本例ではMGP(a)の発達がLGP(b)より不良
(Intraoperative view of the distally based sural flap elevation ; MGPs(arrows in a) were lesser than LGPs(arrows in b) in this patient)

央～外側部分と内側部分では静脈還流動態が異なる可能性も示唆される.

また,筋内穿通枝とSSAの相補的な関係には肯定的意見が多いが,口径の比較から,両者とも発達不良な例があるとの指摘がある[35].

最後に,有茎皮弁としての利用を考える場合,MGP/LGPの中には,MSA/LSA以外に由来するものがあることも,文献上,そして我々の経験からも確認されている.

今後の解剖学的解析と血行動態の検討,症例の集積が期待される.

まとめ

腓腹動脈穿通枝皮弁の原理と手技を示した.解剖学的バリエーションに対する配慮を要するが,膝や下腿再建への有用性は高い.

参考文献

1) Carriquiry, C., et al.：An anatomic study of the septocutaneous vessels of the leg. Plast Reconstr Surg. **76**：354-363, 1985.
2) Ger, R.：The operative treatment of the advanced stasis ulcer：a preliminary communication. Am J Surg. **111**：659-663, 1966.
3) Ger, R.：The technique of muscle transposition in the operative treatment of traumatic and ulcerative legions of the leg. J Trauma. **2**：502-510, 1971.
4) Pers, M., et al.：Pedicle muscle flaps and their application in the surgery of repair. Br J Plast Surg. **26**：313-321, 1973.
5) McCraw, J. B., et al.：Clinical definition of independent myocutaneous vascular territories. Plast Reconstr Surg. **60**：341-352, 1977.
6) Feldman, J. J., et al.：The medial gastrocnemius myo-cutaneous flap. Plast Reconstr Surg. **61**：531-539, 1978.
7) Donski, P. K., et al.：Distally based fasciocutaneous flap from the sural region. A preliminary report. Scand J Plast Reconstr Surg. **17**：191-196, 1983.
8) Walton, R. L., et al.：The posterior calf fasciocutaneous free flap. Plast Reconstr Surg. **74**：76-85, 1984.
9) 佐藤兼重ほか：下腿 fasciocutaneous flap に対する解剖学的検討. 形成外科. **19**：88-94, 1985.
10) 小林誠一郎ほか：遊離, 有茎血管柄付腓腹神経の下腿への移植. 日形会誌. **8**：49-59, 1988.
11) Taylor, G. I., et al.：The anatomy of several free flap donor sites. Plast Reconstr Surg. **56**：243-253, 1975.
12) Mathes, S. J., et al.：Clinical application for muscle and musculocutaneous flaps. 550-559, 569-571, The C. V. Mosby Co., St. Louis, Toronto, London, 1982.
13) Hallock, G. G.：Anatomic basis of the gastrocnemius perforator-based flap. Ann Plast Surg. **47**：517-522, 2001.
14) Cavadas, P. C., et al.：The medial sural artery perforator free flap. Plast Reconstr Surg. **108**：1609-1615, 2001.
15) Kashiwa, K., et al.：Gastrocnemius perforating artery flap including vascularized sural nerve. J Reconstr Microsurg. **19**：443-450, 2003.
16) Kashiwa, K., et al.：Operative technique to harvest an arterial flap from the posterolateral calf region：how can we elevate a lateral gastrocnemius perforating artery flap safely?. J Reconstr Microsurg. **24**：57-66, 2008.
17) Hallock, G. G., et al.：The medial sural MEDIAL GASTROCNEMIUS perforator free flap：An 'ideal' prone position skin flap. Ann Plast Surg. **52**：184-187, 2004.
18) Hallock, G. G.：The medial sural MEDIAL GASTROCNEMIUS perforator local flap. Ann Plast Surg. **53**：501-505, 2004.
19) 佐野和史ほか：遊離内側腓腹動脈内側腓腹筋穿通枝皮弁(MSAP-mg flap)による四肢皮膚軟部組織欠損の治療. 日本マイクロ会誌. **18**：359-363, 2005.
20) Koshima, I., et al.：The vasculature and clinical application of the posterior tibial perforator-based flap. Plast Reconstr Surg. **90**：643-649, 1992.
21) Koshima, I., et al.：Medial and lateral malleolar perforator flaps for repair of defects around the ankle. Ann Plast Surg. **51**：579-583, 2003.
22) Chang, S. M., et al.：Lateral retromalleolar perforator-based flap：anatomical study and preliminary clinical report for heel coverage. Plast Reconstr Surg. **120**：697-704, 2007.

23) Yajima, H., et al. : Proximal lateral leg flap transfer utilizing major nutrient vessels to the soleus muscle. Plast Reconstr Surg. **93** : 1442-1448, 1994.
24) Kawamura, K., Yajima, H., Kobata, Y., et al. : Clinical application of free soleus and peroneal perforator flaps. Plast Reconstr Surg. **115** : 114-119, 2005.
25) 大久保真人, 熊木克治 : 腓腹神経の足背分布. 日本人のからだ(初版). 佐藤達夫ほか編. 296-297, 577-578, 678-679, 東京大学出版会, 2000.
26) Haertsch, P. A. : The blood supply to the skin of the leg : a post-mortem investigation. Br J Plast Surg. **34** : 470-477, 1981.
27) Manchot, C. : The cutaneous arteries of the human body. translated by Ristic, J., Morain, W. D.. 105-114, Springer-Verlag, New York, Berlin, Heidelberg, Tokyo, 1983.
28) Cormack, G. C., et al. : : The arterial anatomy of skin flaps. 2nd ed. 255-257, 440-442, 464-466, Churchill Livingstone, 1994.
29) 利根川 均ほか : 下腿の皮膚および筋膜の動脈網(系)の解剖学的検索ならびに臨床応用に関する研究. 日形会誌. **14** : 404-426, 1994.
30) 佐藤兼重ほか : Posterior calf fasciocutaneous flap の解剖学的臨床的検討. 日形会誌, **5** : 262-271, 1985.
31) Potparić, Z., et al. : The gastrocnemius muscle as a free-flap donor site. Plast Reconstr Surg. **95** : 1245-1252, 1995.
32) Bashir, A. H. : Inferiorly-based gastrocnemius muscle flap in the treatment of war wounds of the middle and lower third of the leg. Br J Plast Surg. **36** : 307-309, 1983.
33) Tsetsonis, D. H., et al. : The arterial communication between the gastrocnemius muscle heads : A fresh cadaveric study and clinical implication. Plast Reconstr Surg. **105** : 94-98, 2000.
34) Taylor, G. I., et al. : Angiosomes of the leg : Anatomic study and clinical implications. Plast Reconstr Surg. **102** : 599-616, 1998.
35) Shimizu, F., et al. : Sural perforator flap : assessment of the posterior calf region as donor site for a free fasciocutaneous flap. Microsurgery. **29** : 253-258, 2009.
36) Chen, S. L., Chen, T. M., Wang, H. J. : The distally based sural fasciomusculocutaneous flap for foot reconstruction. J Plast Reconstr Aesthet Surg. **59** : 846-855, 2006.
37) Shaw, A. D., Ghosh, S. J., Quaba, A. A. : The island posterior calf fasciocutaneous flap : an alternative to gastrocnemius muscle for cover of knee and tibial defects. Plast Reconstr Surg. **101** : 1529-1536, 1998.

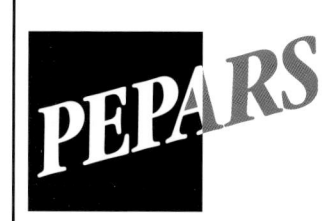

◆特集／有茎穿通枝皮弁による四肢の再建

足・下肢
大腿前面の有茎穿通枝皮弁
(Pedicled perforator flaps on anterior thigh)

小野真平[*1] 百束比古[*2]

Key Words：内側大腿穿通枝皮弁(medial thigh perforator flap), 前外側大腿穿通枝皮弁(anterolateral thigh perforator flap), 大腿筋膜張筋穿通枝皮弁(tensor fascia lata perforator flap), 下行膝動脈穿通枝皮弁(descending genicular artery perforator flap), 内/外側上膝動脈穿通枝皮弁(medial/lateral superior genicular artery perforator flap)

Abstract 大腿前面の皮膚穿通枝により栄養される代表的な皮弁としては，内側大腿穿通枝皮弁，前外側大腿穿通枝皮弁，大腿筋膜張筋穿通枝皮弁，下降膝動脈穿通枝皮弁，内/外側上膝動脈穿通枝皮弁などが挙げられる．

本稿では，大腿前面の皮膚穿通枝により栄養される有茎穿通枝皮弁について，血管解剖をもとに下記4系統に分類し，各皮弁の特徴と被覆可能範囲を中心に解説した：① 総—浅大腿動脈系(大腿動脈穿通枝皮弁)，② 大腿深動脈系(内/外側大腿回旋動脈穿通枝皮弁)，③ 下行膝動脈系(下行膝動脈穿通枝皮弁)，④ 上膝動脈系(内/外側上膝動脈穿通枝皮弁)．これらの穿通枝皮弁を有茎皮弁として用いる場合，血管茎が大腿近位側に位置する①②は同側の鼠径〜下腹部，大腿遠位側に位置する③④は膝周囲〜下腿近位1/3部までの再建に有用である．

大腿前面の有茎穿通枝皮弁は，穿通枝の位置・走行の解剖学的バリエーションが多いため，バックアップ皮弁を常に念頭に置き，信頼できる穿通枝を術中に直視下に確認してから皮弁デザインを最終決定する柔軟性と慎重さが求められる．

緒言

大腿前面の皮膚穿通枝により栄養される代表的な皮弁としては，内側大腿穿通枝皮弁，前外側大腿穿通枝皮弁，大腿筋膜張筋穿通枝皮弁，下降膝動脈穿通枝皮弁，内/外側上膝動脈穿通枝皮弁などが挙げられる．

大腿前面の有茎穿通枝皮弁による再建を計画する場合，上記の穿通枝皮弁から闇雲に選択するのではなく，個々の皮弁の特徴を理解し，理論的にdecision-makingしていくことが求められる．

これは大腿部に限ったことではないが，皮弁の名称が解剖学的部位に基づいて名づけられている場合(例：前外側大腿皮弁)と，栄養血管に基づいて名づけられている場合(例：外側大腿回旋動脈穿通枝皮弁)があり，このことが穿通枝皮弁を理解する上で妨げとなることがある．本稿では，皮弁の栄養血管をもとに分類を行い，各皮弁の特徴と被覆可能範囲を中心に解説する．

大腿前面を栄養する皮膚穿通枝解剖

大腿前面で挙上可能な穿通枝皮弁を理解するためには，まずその深部血管解剖を理解する必要がある(図1)．大腿動脈(femoral artery；FA)は，下肢を栄養する主要な血管であり，大腿の内側面を走行する．FAは，外腸骨動脈の続きで鼠径靭帯から大腿遠位1/3にある内転筋腱裂孔までを指し，内転筋腱裂孔から出た後は膝窩動脈(popliteal artery；PA)にその名前を変える．FAは中枢側から浅下腹壁動脈(superficial inferior epigastric artery；SIEA)，浅腸骨回旋動脈(superficial circum-

---

[*1] Shimpei ONO, 〒113-8603 東京都文京区千駄木1-1-5 日本医科大学形成外科，助教
[*2] Hiko HYAKUSOKU, 同，教授

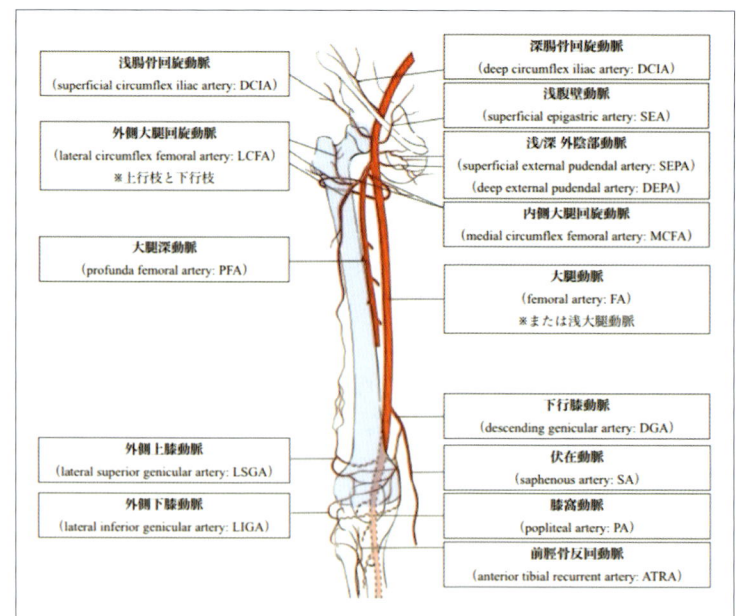

図 1.
大腿前面の深部血管解剖
(The arteries of the thigh)

flex iliac artery : SCIA)などを分岐した後,鼠径靱帯から2～5 cm末梢で大腿深動脈(profunda femoral artery : PFA)を分岐する.なお,PFAを分岐する前のFAは総大腿動脈と呼ばれ,分岐後は浅大腿動脈(superficial femoral artery : SFA)と呼ばれる.PFAは,外側大腿回旋動脈(lateral circumflex femoral artery : LCFA),内側大腿回旋動脈(medial circumflex femoral artery : MCFA)の2本の枝を出し,本幹は貫通動脈と名前を変え,大腿後面の屈筋・外側広筋に分布する.さて,SFAに戻り,それを末梢に追っていくと,今度は内転筋腱裂孔を出る直前に1本の枝を分岐する.これが下行膝動脈(descending genicular artery : DGA)である.この部位ではもう1本,伏在動脈(saphenous artery : SA)が分岐する.DGAとSAの分岐のパターンはバリエーションが多く,過去の記載をみても混乱が生じているため,最近の知見を後述する.さらにSFAは内転筋腱裂孔を出て,PAに名前を変え,膝の上下・内外側の4方向に枝を出す.内/外側上膝動脈(medial/lateral superior genicular artery : MSGA/LSGA)と内/外側下膝動脈(medial/lateral inferior genicular artery : MIGA/LIGA)である.これらの血管は膝関節前面,膝蓋骨周囲で膝蓋動脈網を形成しており,多様な皮膚穿通枝を出している.本稿は,大腿前面の穿通枝のため,MSGA/LSGAについて後に

詳説する.

大腿前面の穿通枝皮弁を理解する上で,上記の血管解剖をもとに ① 総大腿動脈—浅大腿動脈系,② 大腿深動脈系,③ 下行膝動脈系,④ 上膝動脈系,の4系統に分けて考えるとわかりやすい(図2).この4系統は内側/外側に分けることで,さらに6つの血管系に細分化される(図3).皮膚穿通枝は血管系の略語尾にperforatorのPをつけて記載する.

① 総大腿動脈—浅大腿動脈系
　(a) 大腿動脈穿通枝(FAP)
② 大腿深動脈系
　(b) 外側大腿回旋動脈からの穿通枝(LCFAP)
　(c) 内側大腿回旋動脈からの穿通枝(MCFAP)
③ 下行膝動脈系
　(d) 下行膝動脈穿通枝(DGAP)
④ 上膝動脈系
　(e) 外側上膝動脈穿通枝(LSGAP)
　(f) 内側上膝動脈穿通枝(MSGAP)

(a) **大腿動脈穿通枝(femoral artery perforator ; FAP)皮弁**[1)~3)]

FAPを茎とし,大腿の前内側面に皮島をデザインする皮弁である.FAは大腿の上1/3においては,大腿三角(鼠径靱帯・縫工筋・長内転筋で形成される三角形で,別名スカルパ三角と呼ばれる)内を走行する(図4).そして中1/3では内転筋管

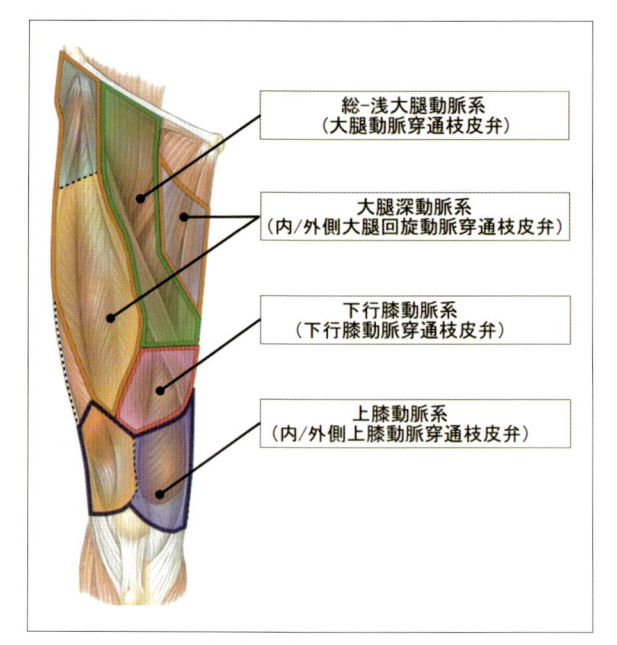

図 2. 大腿前面の 4 つのテリトリー
緑枠：総—浅大腿動脈系　　黄枠：大腿深動脈系
赤枠：下行膝動脈系　　　　青枠：上膝動脈系
(Four vascular territories of the anterior thigh
Green frame：Common-superficial femoral artery system
Yellow frame：Profunda femoral artery system
Red frame：Descending genicular artery system
Blue frame：Superior genicular artery system)

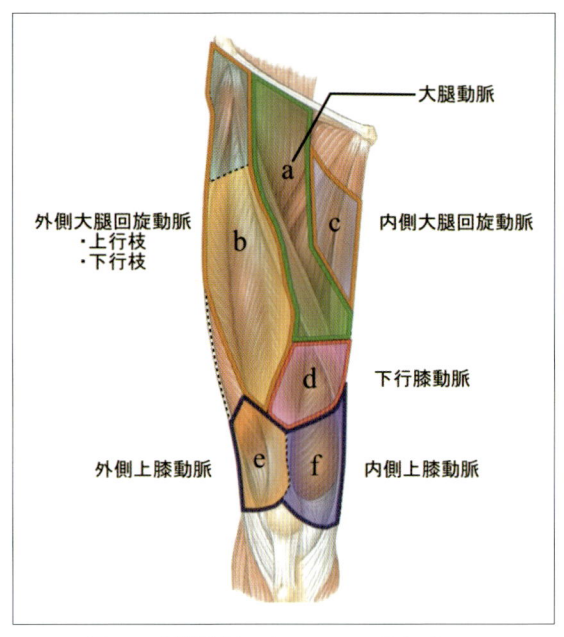

図 3. 大腿前面の 6 つのアンギオゾーム
(Six angiosome of the anterior thigh)

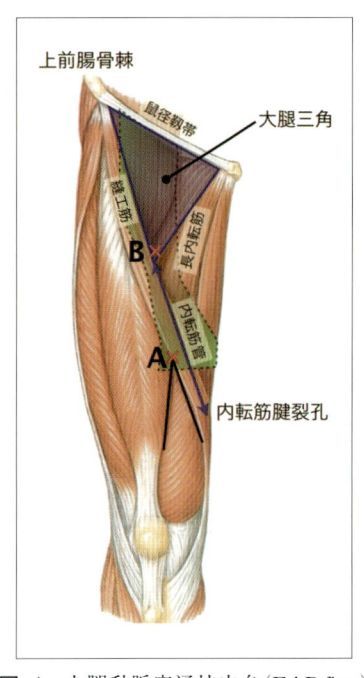

図 4. 大腿動脈穿通枝皮弁（FAP flap）
デザインのための解剖学的指標
(Anatomical landmarks for safe elevation of
the femoral artery perforator(FAP) flaps)

（大内転筋の腱膜が内側広筋に下りてきて内側にへばりついてできた管で，別名ハンター管と呼ばれる）内を走行する．内転筋管内にはFAの他に，大腿静脈，伏在神経が通っており，内転筋管の出口が前述の内転筋腱裂孔である．FAはこの内転筋管の中枢側から，縫工筋（sartorius）・薄筋（gracilis）への枝を出した後，大腿内側の皮膚穿通枝（それぞれ FAP-s，FAP-g と呼ばれる）となる．FA 領域では平均 11 本の穿通枝（内腔≧0.5 mm）が存在するとされているが，そのうち特に太い穿通枝（内腔≧1.0 mm）が，大腿直筋の内側縁と縫工筋の内外側縁で形成される三角形の頂点 A から出現する．もし，この穿通枝が存在しない場合，大腿三角の下方の頂点 B から太い穿通枝が出現している．このため，FAP flap を挙上する際には，大腿の長軸に沿った縦切開から頂点 A，B にアプローチし，信頼できる穿通枝を確認した後に皮弁デザインを最終決定し，島状に切開挙上することが求められる（図 5）．

ここで注意が必要なのは，大腿の前内側部にデザインされる皮弁は，FAP flap，内側大腿穿通枝皮弁（medial thigh perforator flap；MTP flap）や前内側大腿皮弁（anteromedial thigh perforator

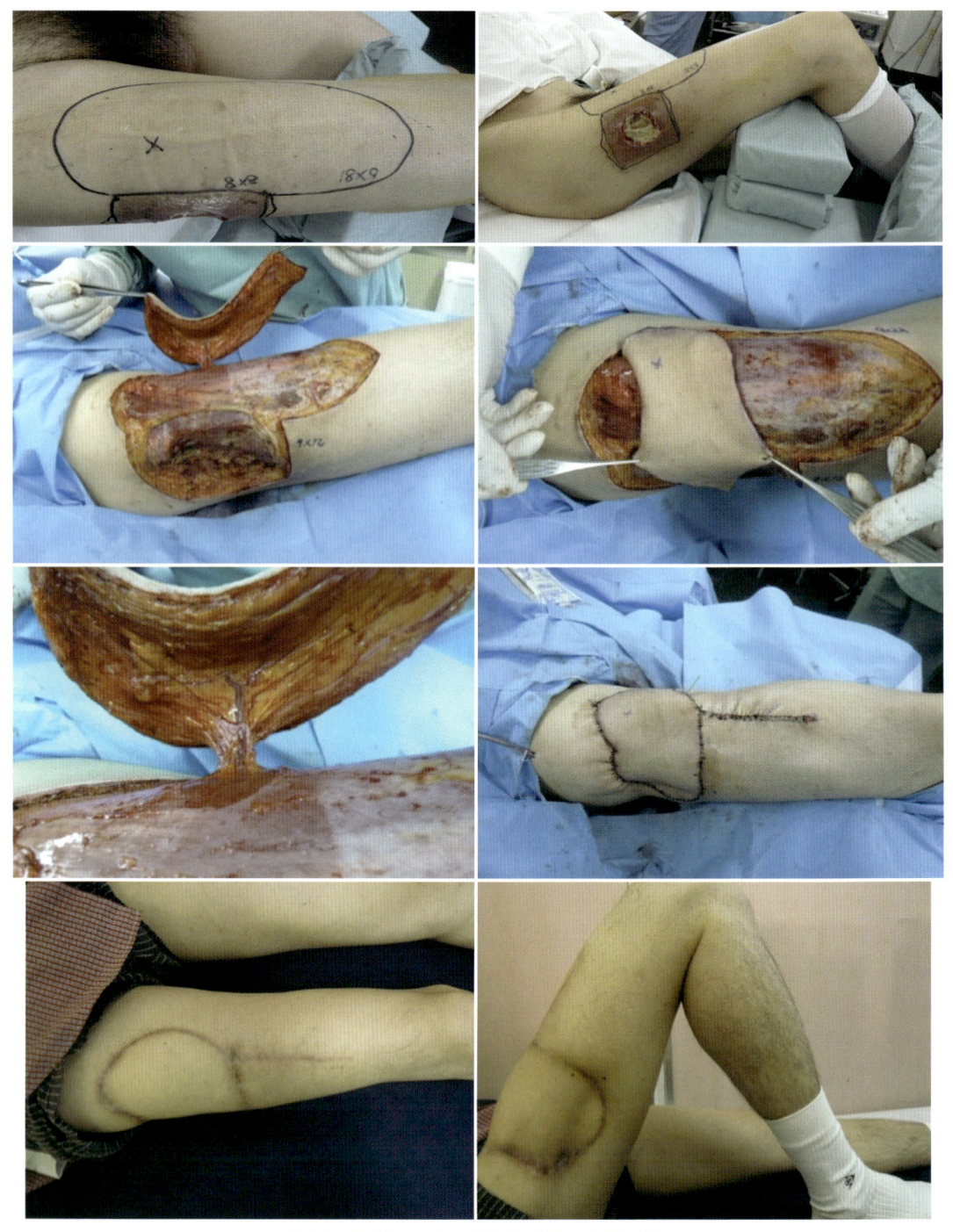

図 5. 頂点 B からの穿通枝を用いた臨床例
穿通枝を深部まで剥離していないため，穿通枝の起源が大腿浅動脈系なのか，LCFA の内側下行枝（大腿直筋枝）なのか不明である．本症例では，通常，ALTP flap の栄養穿通枝が存在する部位に放射線潰瘍が存在するため，隣接する大腿前内側部の穿通枝が発達し，それを茎にした巨大な皮弁が挙上できた可能性が高い．
(A perforator-based propeller flap(vascularized by a perforator located at vertex "B") for closure of a radiation-induced ulcer on anterior thigh region)

図 6.
前内側大腿穿通枝皮弁（AMTP flap）の栄養血管
LCFA の内側下行枝（大腿直筋枝）は 51%にしか存在せず，残りは大腿動脈穿通枝（FAP）により栄養される．
(Drawing showing 2 sources of perforators in the anteromedial thigh perforator (AMTP) flaps : one from the rectus femoris branch and the other from the superficial femoral artery.)

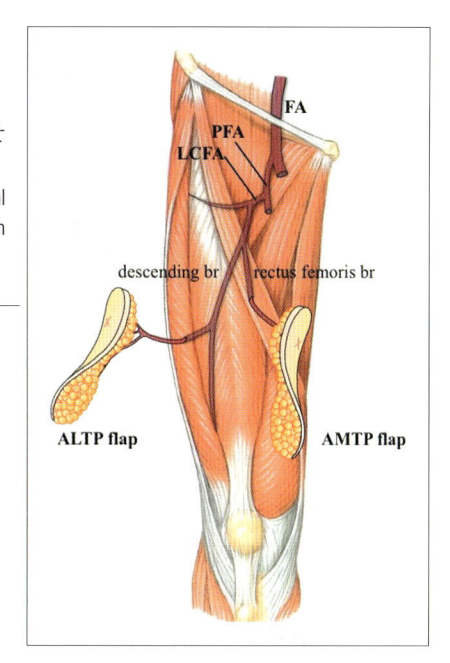

flap；AMTP flap）となど，様々な名称で呼ばれ混乱が生じていることである．本稿では血管茎による分類をしているため FAP flap と記載しているが，緒言で記載したように体表面の解剖学的部位に基づいて分類する場合（例：前内側大腿皮弁，鼠径皮弁など），その皮弁の血管茎が複数存在することがあり，混乱が生じやすくなる．

大腿の前内側部皮膚の主血行は FA からの皮膚穿通枝とされているが，時に大腿深動脈系の LCFA が主血行となることがある．事実，Song[2]は AMTP flap の血管茎を"LCFA からの内側下行枝から分岐する筋間中隔枝"と定義している．最近の研究では，大腿の前内側部皮膚の栄養血管は 2 系統あり，1 つが FA（もしくは SFA），もう 1 つが LCFA からの内側下行枝（大腿直筋枝）とされている（図 6）[4]．FA から縫工筋・薄筋を貫く穿通枝（FAP-s，FAP-g）は細く短いことが多いため，LCFA からの内側下行枝を使用した方が望ましいが，51%にしか存在しないと結論づけている．以上を考慮すると，術前穿通枝検査を行わない限り，FAP flap を第 1 選択とする手術計画はリスクが大きく，後述する LCFAP flap が挙上困難な場合のバックアップ皮弁として，術者はその血管解剖を理解しておく必要があると考える．

(b) 外側大腿回旋動脈穿通枝 (lateral circumflex femoral artery perforator ; LCFAP) 皮弁[5)~7)]

LCFAP を茎とし，大腿の前外側面に皮島をデザインする皮弁である．前述のように LCFA は

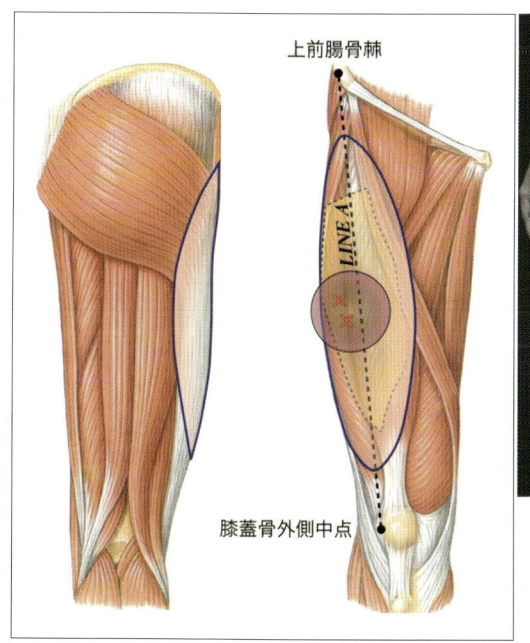

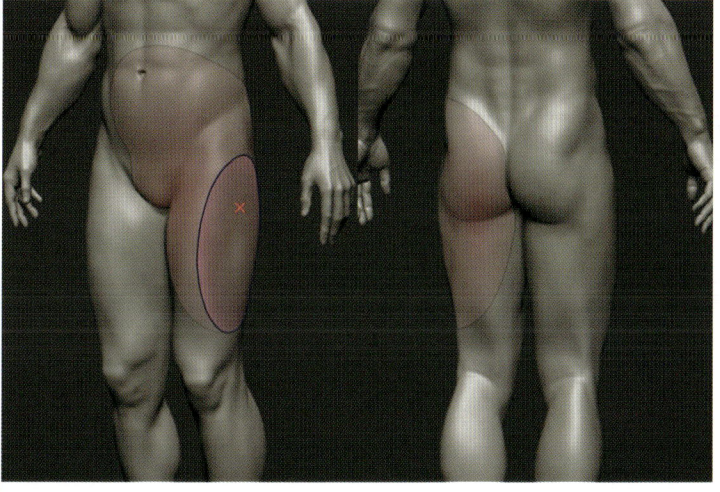

図 7.
前外側大腿穿通枝皮弁（ALTP flap）デザインのための解剖学的指標とその被覆範囲
(Anatomical landmarks for safe elevation of the anterolateral thigh perforator (ALTP) flaps and their coverage areas)

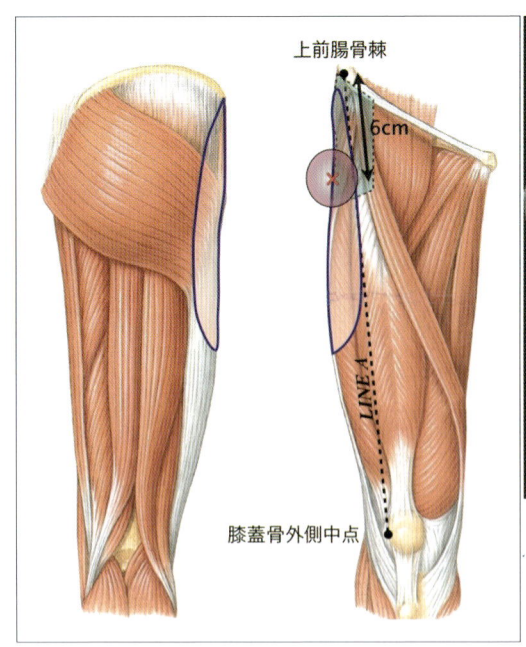

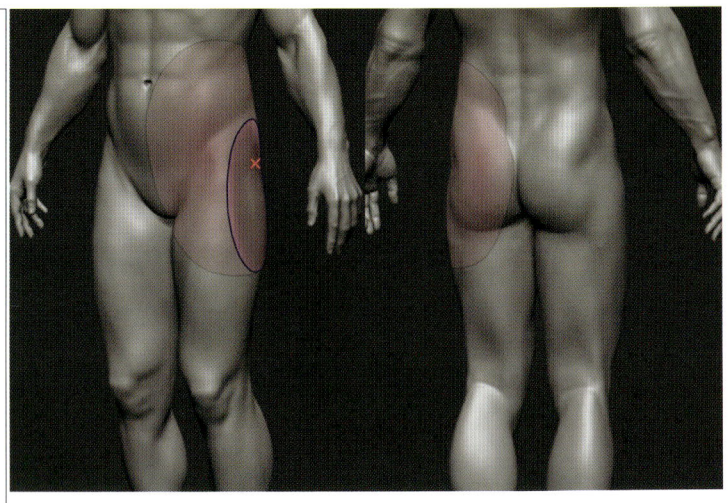

図 8.
大腿筋膜張筋穿通枝皮弁(TFLP flap)のデザインのための解剖学的指標とその被覆範囲
(Anatomical landmarks for safe elevation of the tensor fascia lata perforator (TFLP) flaps and their coverage areas)

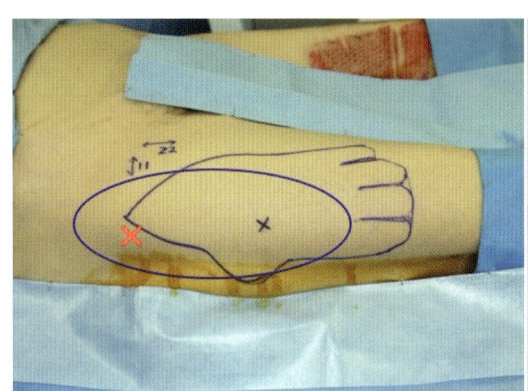

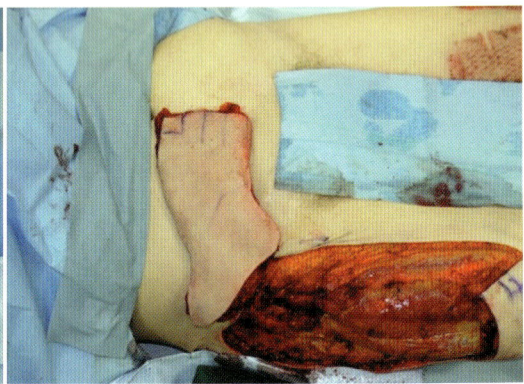

図 9. 大腿筋膜張筋穿通枝皮弁(TFLP flap)の臨床例
ALTP flap による再建を計画したが, 術中に血管茎として信頼できる穿通枝が見つからず, TFLP flap に切り替えた. 有茎皮弁をして用いた場合, 下腹部まで被覆可能である.
(A clinical case reconstructed with a tensor fascia lata perforator(TFLP) flap. If no sizable perforators are found in harvesting ALTP flaps, an alternative reconstructive strategy must be considered. TFLP flap can be a good alternative in these cases.)

PFA から起こり, 大腿直筋, 外側広筋の間を外側に向かって走行する. LCFA はさらに, 大腿末梢に向かう下行枝(descending branch)と, 中枢に向かい大腿筋膜張筋を栄養する上行枝(ascending branch)に分かれる. このうち下行枝から分岐した穿通枝に栄養される皮弁が前外側大腿穿通枝皮弁(anterolateral thigh perforator flap；ALTP flap)である.(a)大腿動脈穿通枝皮弁の項で記載したが, LCFA の下行枝から大腿内側下方に向かう内側下行枝(大腿直筋枝)を約 50%に認めることがあり, 本枝により栄養される皮弁は AMTP flap と呼ばれる. そして, 上行枝が大腿筋膜張筋を穿通し数本の皮枝となるが, これにより栄養される皮弁が大腿筋膜張筋穿通枝皮弁(tensor fascia lata perforator flap；TFLP flap)である. 本稿では LCFAP flap の代表例である ALT flap と TFLP flap に関して解説する.

ALT flap は大腿前面で挙上可能な穿通枝皮弁

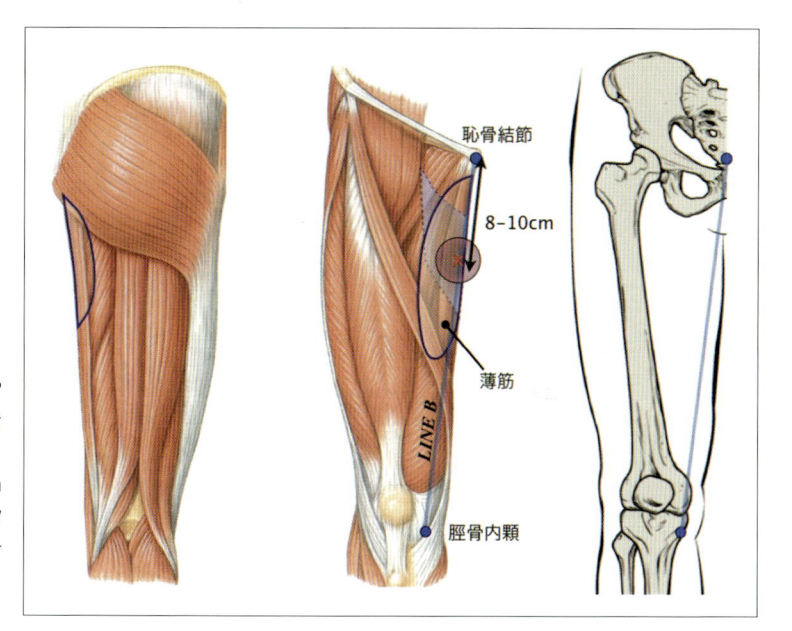

図 10.
内側回旋動脈穿通枝皮弁（MCFAP flap）デザインのための解剖学的指標とその被覆範囲
(Anatomical landmarks for safe elevation of the medial circumflex femoral artery perforator(MCFAP) flaps and their coverage areas)

のうちで最も栄養穿通枝の信頼性が高く，大きな皮弁が挙上可能である．穿通枝は上前腸骨棘と膝蓋骨外側中点を結んだ線（LINE A）の中点に存在する（図7）．皮弁は，長軸方向は腸骨稜から大腿骨外側顆まで，短軸方向は大腿直筋の内側縁から大腿後面の正中線まで採取することが可能である．1本の穿通枝で最大 35×25 cm 程度まで挙上可能であり，欠損部の大きさによって上記範囲内で皮弁をデザインする．血管茎は下行枝の中枢部まで追った場合，口径は約 2～3 mm，長さは 12～15 cm 程度確保できる．下腹部（特に腹壁欠損を伴うもの[5]）—鼠径部—大腿近位部の皮膚軟部組織欠損の治療オプションとしてまず第1に考慮すべき穿通枝皮弁と考える．

TFLP flap[6)7)] は LCFA の上行枝からの穿通枝をその栄養血管とする．上行枝は上前腸骨棘の 6～10 cm 下方で，大腿筋膜張筋の内側縁より筋内に流入する（図8）．この血管は主に3本の枝に分かれ，上枝は上方の筋体を栄養し，下枝は筋体を穿通し，大腿近位外側の広範囲の皮膚を栄養している．穿通枝は上前腸骨棘と膝蓋骨外側中点を結んだ軸（LINE A：大腿筋膜張筋の内側縁に一致する）上で上前腸骨棘から 6 cm 末梢，かつ 4～5 cm 後方に存在する．皮弁は本穿通枝を含め，長軸方向の中枢が上前腸骨棘，端軸方向の前縁が LINE A，後縁が大転子前縁を超えないように作図する．1

本の穿通枝で 20×12 cm 程度までは確実に挙上可能である．血管茎は上行枝の中枢分岐部まで追った場合，口径は約 2 mm，長さは 4～6 cm 程度確保できる．TFLP flap は ALTP flap と比較して，やや皮弁サイズが小さく血管径が短いものの，ALTP flap が挙上困難な際のバックアップ皮弁として，常に念頭に置いておく必要がある（図9）．

(c) 内側大腿回旋動脈穿通枝 (medial circumflex femoral artery perforator；MCFAP) 皮弁[8)9)]

MCFAP を茎とし，大腿近位の内側面に皮島をデザインする皮弁である．MCFA は PFA が FA から分岐した直後に出す最初の枝であり，大腿骨頸部内側を後方にまわって，LCFA の上行枝と吻合する．余談であるが MCFA は大腿骨頸部の主血行として知られており，大腿骨頸部骨折で本血管が損傷されると骨頭壊死を生じる．MDFA から大腿近位内側面に向かう枝は大内転筋の表面・長内転筋の裏面を通り，恥骨結合から 8～10 cm 末梢（恥骨結合と脛骨内顆を結ぶ LINE B 上）で薄筋に入る（図10）．薄筋は MCFA を茎にして筋弁として顔面神経麻痺の表情筋再建で使用されることが多い．薄筋上部の皮膚の血行はやや信頼性が劣るが（遠位にいけばいくほど），MCFA からの皮膚穿通枝が出ており，gracilis perforator flap として報告されている[8)]．皮島は上記の軸の近位

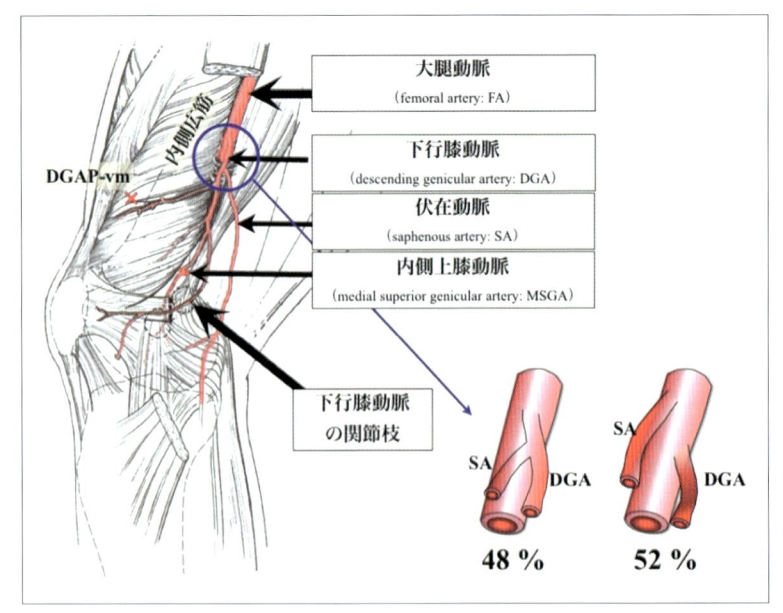

図 11.
下行膝動脈(DGA)と伏在動脈(SA)の解剖学的バリエーション
SFA から DGA が分岐した後に，DGA から SA が分岐するパターンが 48%，SFA から SA が分岐して，その遠位で SFA から DGA が分岐するパターンが 52% であった．膝関節内側上縁は，DGA，SA，さらに MSGA が複雑なネットワークを形成しており，そこから皮膚穿通枝を出しているため，解剖学的バリエーションが多いと考えられる．
(Diagram of the main arteries supplying the skin of the medial knee and femoral condyle (left) and the variations on the origin of the saphenous artery(right below).)

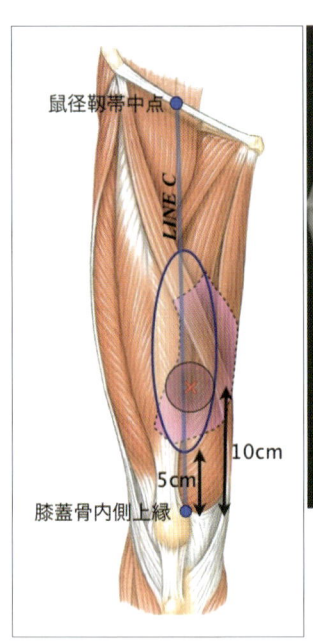

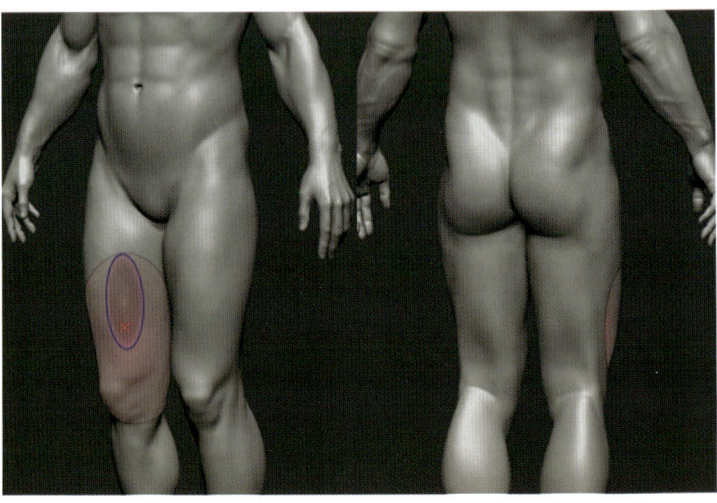

図 12.
下行膝動脈穿通枝皮弁(DGAP flap)デザインのための解剖学的指標とその被覆範囲
(Anatomical landmarks for safe elevation of the descending genicular artery perforator(DGAP) flaps and their coverage areas)

2/3 まで採取可能とする報告もあるが，安全に挙上するには 1/2 程度が望ましい．皮弁の大きさは 11×6 cm 程度で，穿通枝の口径は約 0.8 mm，血管長は 6 cm 程度採取することが可能である[9]．外陰部や下殿部周辺の皮膚軟部組織欠損(例：褥瘡)に有用な穿通枝皮弁である．

(d) 下行膝動脈穿通枝(DGAP)皮弁[10]

DGA を茎とし，大腿中間部の前内側に皮島をデザインする皮弁である．従来の解剖書では DGA が膝上 15 cm の地点(内転筋腱裂孔のやや中枢側)で SFA から内下方に分岐し，分岐後数 cm 末梢において表層に向かう SA を分岐するとする記載が多い．しかし，DGA と SA に関する解剖学的バリエーションに関しては依然曖昧な点が多く，それに伴い SAP flap と DGAP flap の定義に関して混乱がみられている．

2013 年 Sananpanich ら[10]は，この曖昧な点を解消すべく，屍体(31 下肢)を使用した穿通枝解剖研究で DGA と SA の解剖学的個体差を詳細に検討している．彼らによると，

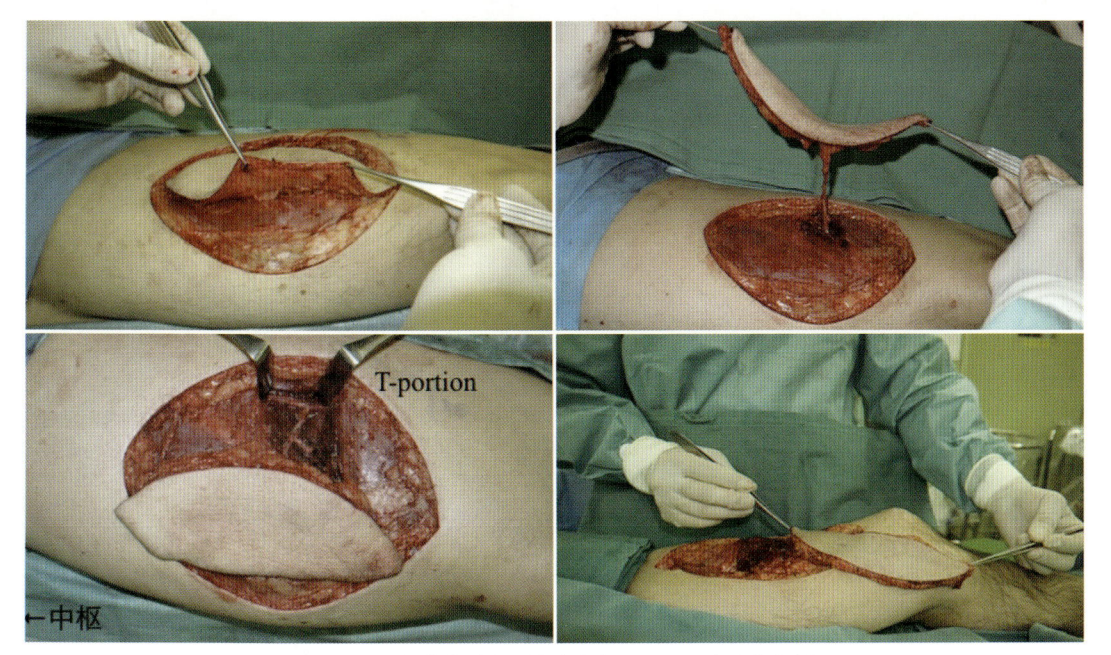

図 13. 下行膝動脈穿通枝皮弁(DGAP flap)の臨床例

栄養血管は内側広筋を穿通し,血管径が長く採取可能であり,内側広筋内の表層を走行するため筋体内での剝離操作が比較的容易であり,DGA からの分岐部で T-portion に採取でき,皮弁は深筋膜上で挙上しても薄くしなやかである.

(A clinical case reconstructed with a descending genicular artery perforator(DGAP) flap The distal descending genicular artery direct skin perforators with the vastus medialis can be used for perforator flaps. Its ease of muscle dissection together with the long and reliable pedicle make it extremely suitable as free/pedicled perforator flaps.)

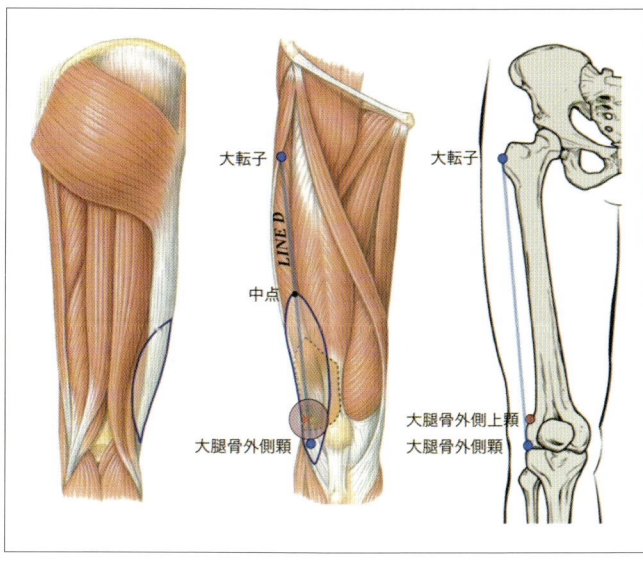

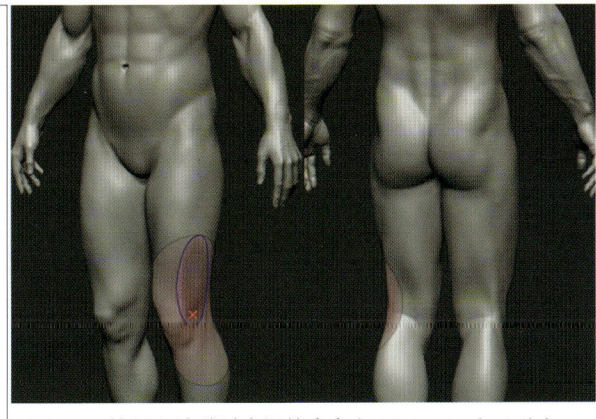

図 14. 外側上膝動脈穿通枝皮弁(LSGAP flap)デザインのための解剖学的指標とその被覆範囲
(Anatomical landmarks for safe elevation of the lateral superior genicular artery perforator (LSGAP) flaps and their coverage areas)

(1) SFA から DGA が分岐した後に,DGA から SA が分岐するパターンが 48%,SFA から SA が分岐して,その遠位で SFA から DGA が分岐するパターンが 52%であった(図 11).

(2) SA は 100%確認できたが,DGA は 87%であった.

(3) SAP は縫工筋を穿通しており,DGAP は内側広筋を穿通していた.

つまり,SA は必ず存在し,その約半分は DGA から分岐し,残りの約半分は SFA から直接分岐

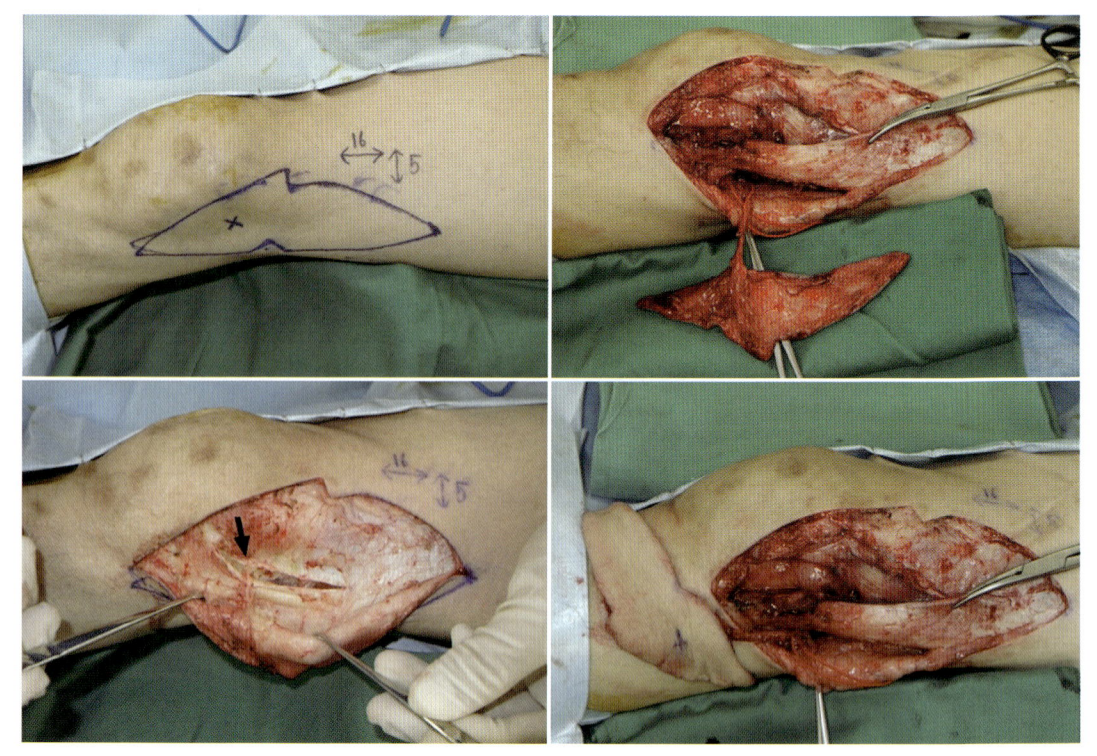

図 15. 外側上膝動脈穿通枝皮弁（LSGAP flap）の臨床例．黒矢印：穿通枝
（A clinical case reconstructed with a lateral superior genicular artery perforator (LSGAP) flap. Black arrow：perforator）

し，縫工筋を穿通することがわかる．このため，SAP flap と DGAP flap の間で，その栄養血管解剖，生着範囲に関して長らく混乱が生じていたと考えられる．彼らの研究によると DGA は 13% で欠損するため，穿通枝皮弁としての信頼性はやや落ちるが，鼠径靱帯の中点と膝蓋骨内側上縁を結ぶ LINE C 上で，かつ膝蓋骨内側上縁から中枢に 10 cm の辺りで内側広筋を穿通する穿通枝が術前穿通枝検査で確認できた場合，皮弁の栄養血管として信頼できる DGAP（内側広筋を穿通するため DGAP-vm と呼ばれる）である可能性が高い（図12）．DGAP flap（DGAP-vm を栄養血管とする皮弁と定義する）は，血管径が長く採取可能であり（10～12 cm），内側広筋内の表層を走行するため筋体内での剝離操作が比較的容易であり，DGA からの分岐部で T-portion に採取でき，皮弁は深筋膜上で挙上しても薄く（0.6～1.2 mm）しなやかであり，DGA の最中枢部まで剝離すれば血管径は 2 mm 程度ある．我々の経験上では，皮弁は，LINE C 上で膝蓋骨内側上縁から中枢に 10 cm の辺りの穿通枝を含め，膝外側内側上縁 5 cm より中枢側で 8×15 cm 程度は安全に挙上することが可能である．T-portion の近位で結紮すれば，遠位茎皮弁として膝周囲の皮膚軟部組織欠損の再建に有用である（図13）．一方，SAP flap は膝関節内側面に 12×7 cm 程度，島状皮弁として挙上可能であるが，本稿の範囲を逸脱するので省略する．

(e) **外側上膝動脈穿通枝（LSGAP）皮弁**[11]

LSGAP を茎とし，大腿遠位の前外側面に皮島をデザインする皮弁である．LSGA は PA から分岐した後，大腿骨の後方から前方に回り込み，大腿骨外側上顆の直上（外側広筋と大腿二頭筋短頭の間）で筋膜に至る．筋膜を穿通した後，下方やや内側に，つまり膝蓋骨前面に向かい筋膜上を走行し，膝蓋動脈網を形成する．この過程で皮膚穿通枝（LSGAP）を分岐する．つまり LSGAP は，外側広筋，大腿二頭筋短頭，大腿骨外側顆で囲まれる三角部内に存在し，膝蓋骨外側上縁点から 2 cm 程外側に位置することが多い．皮島の長軸は大転子と大腿骨外側顆を結ぶ線（LINE D）とし，皮島

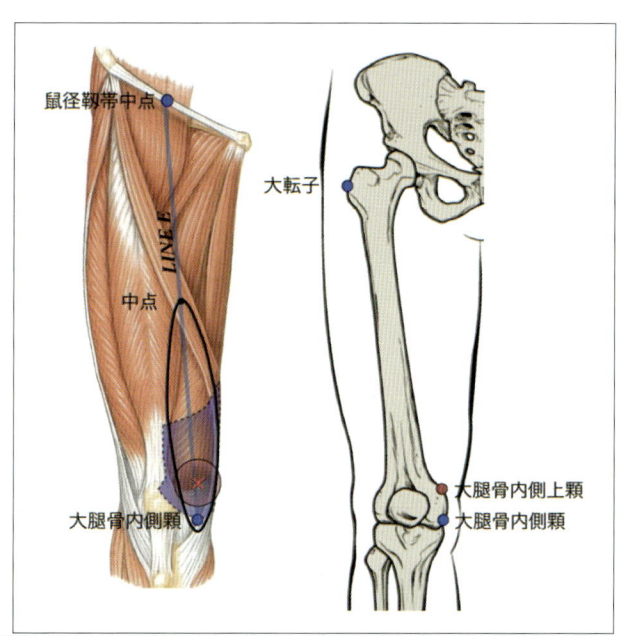

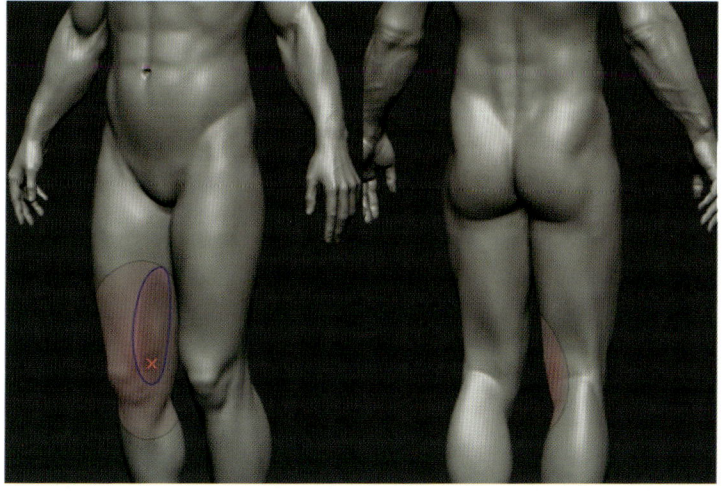

図 16.
内側上膝動脈穿通枝皮弁(MSGAP flap)デザインのための解剖学的指標とその被覆範囲
(Anatomical landmarks for safe elevation of the medial superior genicular artery perforator(MSGAP) flaps and their coverage areas)

の遠位は大腿骨外側顆を含め,近位は LINE D の中点を超えないようにする(図 14).皮弁は下腿近位 1/3 程度まで被覆可能である(図 15).

(f) 内側上膝動脈穿通枝(MSGAP)皮弁[12]

MSGAP を茎とし,大腿遠位の前内側面に皮島をデザインする皮弁である.MSGA は DGA または PA より分岐した後,大腿骨の後方から前方に回り込み,大腿骨内側上顆の直上(内側広筋と大内転筋腱の間)で筋膜に至る.筋膜を穿通した後,下方やや外側に,つまり膝蓋骨前面に向かい筋膜上を走行し,膝蓋動脈網を形成する.この過程で皮膚穿通枝(MSGAP)を分岐する.つまり MSGAP は,内側広筋,大内転筋腱,大腿骨内側顆で囲まれる三角部内に存在し,膝蓋骨外側上縁点から 2 cm 程内側に位置することが多い.皮島の長軸は鼠径靱帯中点と大腿骨内側顆を結ぶ線 (LINE E)とし,皮島の遠位は大腿骨内側顆を含め,近位は LINE E の中点を超えないようにする(図 16).

大腿前面の有茎穿通枝皮弁のコツとピットフォール

1.皮弁デザイン

大腿前面の有茎穿通枝皮弁は,皮弁の栄養血管となる穿通枝の解剖学的バリエーションが多く,そのバリエーションに柔軟に対応できることが術者に求められる.具体的には,皮弁のデザインを最初から決めうちせずに,大腿の長軸方向に縦切

開を加え，信頼できる穿通枝を直視下に検索し，もし見つからなければその近位，遠位，さらに縦切開を介して対側に検索範囲を広げる必要がある．信頼できる穿通枝を見つけた後，それをもとに皮弁デザインを修正し，皮弁を島状にするのが安全である．

また，術前穿通枝検査は有用であり，サウンドドップラー，カラードップラー，MDCT を用いた穿通枝造影，MR angiography などが挙げられる．我々の施設では，サウンドドップラーと MDCT を用いた穿通枝造影を標準検査とし，術中のデザイン変更を極力避けるような手術計画を心がけている．

さらに，有茎穿通枝皮弁による隣接欠損部の被覆を計画する場合，ALT flap，DGAP flap を除き，血管茎長を介した皮弁の前進効果は期待しない方が良い．個々の皮弁挙上に慣れるまでは，穿通枝プロペラ皮弁として穿通枝を軸に皮島を回転して欠損部を被覆するデザインとした方が安全である．

2．皮弁の挙上

皮弁の挙上の際には，まず大腿の長軸方向に沿って，皮膚を縦切開して穿通枝を検索することが多いが，皮膚を切開すると創縁が皮膚の収縮力で後退して，術前にマーキングしていた穿通枝の位置が数 cm ずれることがあるので注意が必要である．慣れるまでは，術中にサウンドドップラーで穿通枝の位置を確認しながら剝離を進めるのが望ましい．また，血管茎の攣縮を防ぐために，血管茎周囲の脂肪組織は極力温存して剝離をする．なお，皮弁を回転した際に，血管茎を圧迫するような索状物(線維性組織)はすべて切離することが重要である．穿通枝プロペラ皮弁として茎を捻る時の注意点に関しては他稿をご参照いただきたい．

3．皮弁術後の固定・管理

大腿前面の有茎穿通枝皮弁は，特に関節部の皮膚軟部組織欠損の被覆に使用されることが多い．特に，膝関節周囲の被覆の際には，極力皮弁に張力がかからない肢位でシーネ外固定をする．また，皮弁の静脈還流を促すために患肢挙上を徹底する．我々は有茎穿通枝皮弁の場合，術後に特別な薬剤の点滴を行っていない．術後に皮弁の血行障害が生じる場合，皮弁下(特に血管茎周囲)の血腫が原因になっている可能性があるので，皮弁の色調不良，緊満感，水疱形成がないか，など注意深い観察が必要である．

結　語

大腿前面の皮膚穿通枝により栄養される有茎穿通枝皮弁について，血管解剖を元に 4 系統に分類し，各皮弁の特徴と被覆可能範囲を中心に解説した．大腿前面の有茎穿通枝皮弁は，血管茎の解剖学的バリエーションが多いため，バックアップ皮弁を常に念頭に置き，信頼できる穿通枝を術中に直視下に確認してから皮弁デザインを最終決定する柔軟性と慎重さが求められる．

参考文献

＜大腿動脈穿通枝皮弁＞

1) Koshima, I., et al.：Free medial thigh perforator-based flaps：new definition of the pedicle vessels and versatile application. Ann Plast Surg. 37：507-515, 1996.
2) Song, Y. G., et al.：The free thigh flap：a new free flap concept based on the septocutaneous artery. Br J Plast Surg. 37：149-159, 1984.
3) Peek, A., et al.：The free gracilis perforator flap for autologous breast reconstruction. Handchir Mikrochir Plast Chir. 34：245-250, 2002.
4) Yu, P., et al.：Perforator patterns of the antero-medial thigh flap. Plast Reconstr Surg. 128：151e-157e, 2011.

＜外側大腿回旋動脈穿通枝皮弁＞

5) Kimata, Y., et al.：Anterolateral thigh flap for abdominal wall reconstruction. Plast Reconstr Surg. 103：1191-1197, 1999.
6) Koshima, I., et al.：Free tensor fascia latae perforator flap for the reconstruction of defects in the extremities. Plast Reconstr Surg. 107：1759-1765, 2001.
7) Kimura, N.：A microdissected thin tensor fascia latae perforator flap. Plast Reconstr Surg. 109：69, 2001.

＜内側大腿回旋動脈穿通枝皮弁＞
8) Hallock, G. G. : The medial circumflex femoral (gracilis) local perforator flap—a local medial groin perforator flap. Ann Plast Surg. **51**：460-464, 2003.
9) Eom, J. S., et al. : Use of the upper medial thigh perforator flap (gracilis perforator flap) for lower extremity reconstruction. Plast Reconstr Surg. **127**：731-737, 2011.

＜下行膝動脈穿通枝皮弁＞
10) Sananpanich, K., et al. : Anatomical variations of the saphenous and descending genicular artery perforators : cadaveric study and clinical implications for vascular flaps. Plast Reconstr Surg. **131**：363e-372e, 2013.

＜外側上膝動脈穿通枝皮弁＞
11) Hayashi, A., et al. : The lateral genicular artery flap. Ann Plast Surg. **24**：310-317, 1990.

＜内側上膝動脈穿通枝皮弁＞
12) Hayashi, A., et al. : The medial genicular artery flap. Ann Plast Surg. **25**：174-180, 1990.

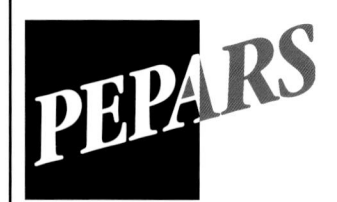

◆特集／有茎穿通枝皮弁による四肢の再建

足・下肢

浅腸骨回旋動脈穿通枝皮弁（SCIP flap）を用いた各種再建法

田代絢亮[*1]　光嶋 勲[*2]

Key Words：穿通枝皮弁(perforator flap)，超微小外科(supermicrosurgery)，SCIP flap，浅腸骨回旋動脈(SCIA)，浅枝(superficial branch)，深枝(deep branch)

Abstract　SCIP flap は浅腸骨回旋動脈(superficial circumflex iliac artery)を血管茎とする穿通枝皮弁であり，ドナーの犠牲が少なく，扱いやすい皮弁であり，応用範囲が広いため使いこなすことで再建の幅が広がる．今後は，ALT 皮弁や DIEP 皮弁のようにより一般的に使われるようになると考えられるが，使いこなすためには解剖学的変異を熟知しておくことと，細い血管を剝離，吻合する技術が不可欠になる．

はじめに

浅腸骨回旋動脈穿通枝皮弁(superficial circumflex iliac artery perforator flap；SCIP flap)は 2004 年に Koshima らによって発表された[1]穿通枝皮弁で，穿通枝皮弁の使用頻度としては，ALT(antero latelal thigh)皮弁[2]や DIEP(deep inferior epigastric perforator)皮弁[3]程一般的ではないが，様々な再建に使用することのできる有用性を持ち，是非習得しておきたい皮弁の一つである．本稿では，その適応や挙上法，使用のコツなどを述べるとともに，各種穿通枝皮弁における本皮弁の位置づけなどを述べたい．

解 剖

鼠径部とその周辺の領域は浅腸骨回旋動脈(superficial circumflex iliac artery；SCIA)，浅下腹壁動脈(superficial inferior epigastric artery；SIEA)，深腸骨回旋動脈(deep circumflex iliac artery；DCIA)および外側大腿回旋動脈(lateral circumflex femoral artery；LCFA)によって栄養されている．

SCIA と SIEA は大多数のケースで，大腿動脈からそれぞれ別々に分岐する．SCIP flap は SCIA を血管茎とする穿通枝皮弁であり，SCIA は通常，鼠径靭帯と大腿動脈の交点より約 2 cm 尾側より，大腿動脈から分岐する．SCIA は鼠径靭帯に沿って，腸骨靭帯の上を走り，縫工筋の内側縁で浅枝(superficial branch)と深枝(deep branch)の 2 本に分岐するが，これにはバリエーションがあり，大腿動脈より SCIA 分岐後，浅枝，深枝の 2 本に分かれるか，浅枝，深枝が直接大腿動脈から分岐する場合もある(図 1，2)．

浅枝は鼠径部の脂肪層を鼠径靭帯に沿って，上前腸骨棘に向かって進む．この浅枝に沿って豊富なリンパ節が存在し，浅枝は数本の枝を出しながら，上外側へと向かう．

深枝は大腿動脈から分岐後，縫工筋の筋膜下を鼠径靭帯に沿って，上前腸骨棘に向かって走り，上前腸骨棘外側で縫工筋の筋膜を貫いた後は，筋膜上を上外側に進む．途中，外側大腿皮神経と交叉すると同時に，この外側大腿皮神経を栄養する枝を出す．深枝は縫工筋の外側縁で深筋膜を貫くが，その前後で数本の枝を出す．この部分での枝の出し方には外側に向かうもの，尾側に向かうも

[*1] Kensuke TASHIRO，〒113-8655　東京都文京区本郷 7-3-1　東京大学医学部形成外科，助教
[*2] Isao KOSHIMA，同，教授

の，頭側に向かうもの，直接皮膚へ向かうものなどいくつかのバリエーションがあり，個々によって異なる．

浅腸骨回旋動脈系(SCI system)の内側にはSIEAがあり，深部にはDCIAがある．これらの血管系同士は相補的な関係にあり，一方が過形成だった場合，他方が退形成な傾向がある．このことを知っておくと，目的とする血管茎が見つからない時，その近部の動脈茎を用いるようにすぐ変更可能である．

静脈系としては，浅腸骨回旋静脈(superficial circumflex iliac vein；SCIV)および動脈の伴走静脈が使用可能である．

2010年のフランスのSinnaら[4]によると，SCIA本幹の直径は1.92±0.6 mm，深枝の直径は1.35±0.41 mm，縫工筋を貫く穿通枝の本数は2.37±0.51，穿通枝の直径は0.85±0.12 mm，その伴走静脈の直径は0.73±0.21 mmと報告されている．栄養血管の径は他の皮弁と比べて細めだが，細い血管の扱いに慣れていれば，血管吻合に関する問題は少ないと考えられる．移植床の血管との口径差が大きい場合には，端側吻合を駆使して口径差に対応することが必要となる．

皮弁の構成要素として，大腿筋膜や腹壁の筋膜，脂肪組織，鼠径リンパ節，腸骨，縫工筋，外側大腿皮神経や肋間神経などを含めて挙上することが可能であり，これらを利用して複雑な再建をすることができる．

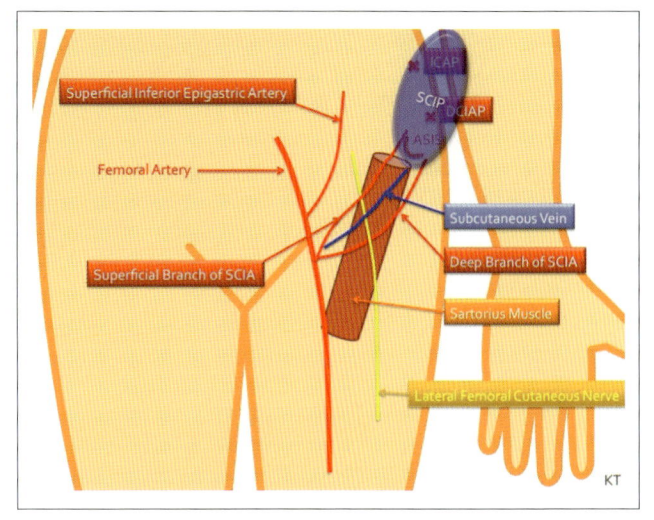

図1．SCIP flapに関連する解剖
(The anatomy of SCIP flap)

鼠径皮弁との違い

鼠径皮弁(groin flap)はSCIAを血管系とする皮弁であり，世界で初めての遊離皮弁に用いられた歴史的に重要な皮弁である[5]．Groin flapとSCIP flapはSCIAを血管茎とする共通点があるが，そのコンセプトは異なっている．SCIP flapは穿通枝皮弁であるため，筋膜を貫く部分の穿通枝のみで皮弁を挙上することも可能である．通常，SCIAの深枝が筋膜を穿通する部分はASIS(ante-

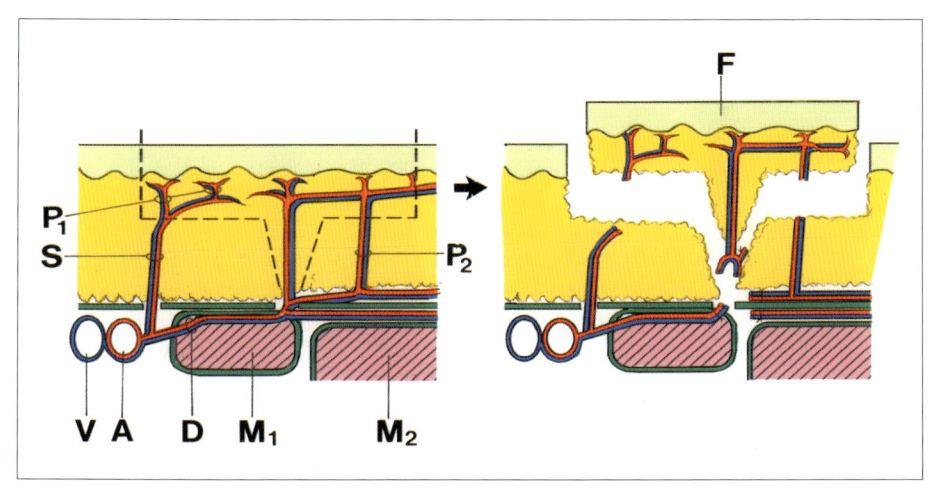

図2．断面像
P_1：浅枝からの穿通枝，P_2：深枝からの穿通枝，S：浅枝，D：深枝，M_1：縫工筋，M_2：大腿筋膜張筋，A：大腿動脈，V：大腿静脈
(Cross-sectional image of SCIA system)

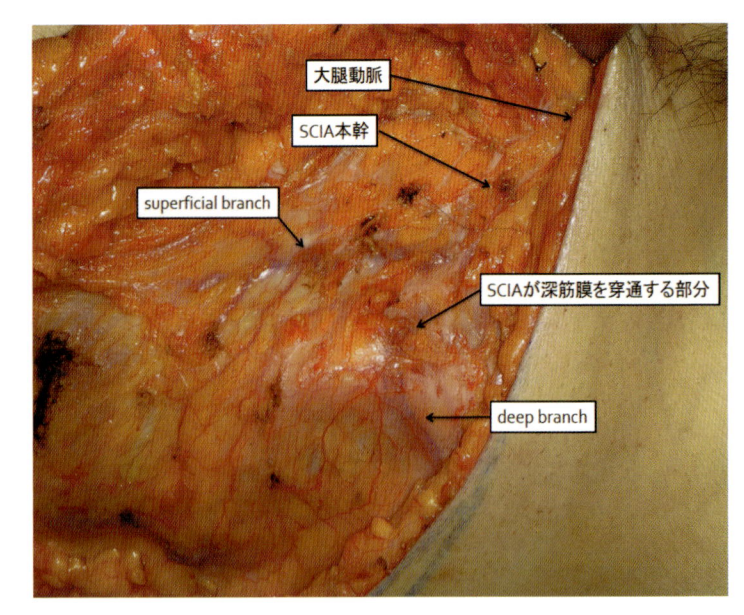

図 3.
SCIP flap と groin flap の違い
SCIP flap は SCIA が深筋膜を穿通する部分のみで皮弁を挙上することも可能である.
(The difference between SCIP flap and groin flap)

rior superior iliac spine)付近であり，そのため SCIP flap のデザインは ASIS よりも上外側にすることが可能である．それに対して，通常の groin flap では，皮弁のデザインは大腿動脈の直上までされることが多い．この違いにより，SCIP flap では groin flap と比べて血管茎を長くすることが可能であるといった長所が出てくる．また，groin flap では皮弁内側が thinning できず，肥満例では皮弁が厚くなってしまう傾向があるが，SCIP flap ではそのようなことはない．上述したように SCIP flap は，穿通枝部分だけを利用し，短小口径の flap として挙上することも可能であり，そのため手術時間が短時間で済み，ドナーサイトへの侵襲は小さく，皮弁を薄くすることも簡単である．反面，短小口径の血管を扱い，吻合する高い技術(supermicrosurgery)が必要となる(図3).

特徴と適応

SCIP flap の特徴として，① ドナーサイトの侵襲が小さく，下着で隠れる場所にある，② 血管径が他の皮弁と比べて細めであり，通常の主幹動脈との端々吻合よりも端側吻合や perforator-to-perforator 吻合に向いている，③ 皮弁のデザインを上外側に移動させることで，長い血管茎で挙上できる，④ 短時間に局所麻酔で助手なしで 1 人で挙上することも可能，といったものが挙げられる.

① の利点により，ドナーサイトの侵襲を特に最小限に抑えたい小児や女性に向いた皮弁であると言える．また，② により主幹動脈を犠牲にしないため，同一部位に多段階に移植可能であり，より複雑な再建が可能となっている．③ の利点により長い血管茎でも短い血管茎でも利用でき，有用性が高い．また有茎で陰部付近に移動させることも可能で，同部位の再建材料としても利用可能である．④ より，移植自体を 1 人で行うことも可能で，人手の少ない施設では有用な皮弁であると言える．また，ドミノ移植の再建材料としても適しており，特に wrap-around flap 後のドナー部位の被覆にも用いることが可能である.

手術時間，麻酔に関して

本皮弁に慣れた術者であれば，局所麻酔下，1人で，短時間で挙上することも可能な皮弁である一方，血管茎が細く，短く，解剖学的変異も多いため，挙上に際して，細心の注意が必要であるとも言える．術野が血で染まると，血管の攣縮が起き，剝離が非常に困難になる上，手術時間が延び，止血のために周囲組織を触ることで，さらに攣縮が加速するという結果になる．無血な美しい術野で進めていくことが，早く確実な皮弁の挙上に必要であり，我々の施設では，剝離子をほとんど用

いず，電気メスのみで皮弁挙上の全ての操作を行っている．

SCIP flap のバリエーション

前述したように，SCIP flap の栄養血管には SCIA の浅枝と深枝があり，浅枝だけで挙上する SCIP flap も可能ではあるが，皮島の遠位の血行に問題が起こることもあり，我々は，必ず深枝を含めることとしている．

Narushima らは，SCIP flap の応用として，超薄型の皮弁(pure skin perforator flap；PSP)を報告している[6]．この皮弁は脂肪層内の穿通枝を真皮に入っていくところまで追っていき，その部分以外の脂肪を切除してしまうことで，植皮のように薄い皮弁を得ることができ，外耳道再建などに用いて，良好な成績を得ている．また，Iida らは，SCIP flap に肋間神経を含めることで，感覚付きの再建ができることを報告している[7]．

術前検査

術前画像検査としては，サウンドドップラーや MDCT，カラードップラーエコーなどが行われるが，我々の施設ではカラードップラーエコーを好んで用いている．術前にサウンドドップラーや MDCT などではわかりにくい穿通枝の枝分かれなどの変異を確認でき，皮弁デザインに生かしたり，SCIA 浅枝，深枝，SIEA などの血管の発達具合を頭に入れておくことで，安心して手術に臨める．

合併症とその対策

SCIP flap の主な合併症として，皮弁の壊死が挙げられるが，これを回避するためには血管解剖に習熟することと丁寧な剝離操作を行うことが必要となる．血管の剝離の際に血管をむき出しにせず，周囲の脂肪織を血管茎に巻き付け，血管の保護材として用いることで血管の愛護的な剝離ができ，是非習熟すべき手法である．

また，皮弁遠位の部分壊死を回避するためには，血管の走行や拍動の強さを術中に確認し，走行が向いている方向や拍動が強い方向に皮弁のデザインを修正することが必要になる．場合によっては周辺の深腸骨回旋動脈(DCIA)の穿通枝や肋間動脈(ICA)の穿通枝を supercharge/superdrainage 用の血管として皮弁内に付加することも必要になってくる．

外側大腿皮神経が SCIA の上を走行している場合には，その切離をする必要が出てくる．術前に外側大腿の知覚障害を必ず説明しておく必要があるとともに，切離した外側大腿皮神経を吻合しておけば，知覚の回復が得られる．

挙上法

通常，SCIA の深枝は ASIS の 2～3 cm 下側より穿通する．この部分が皮弁に含められるように ASIS の上外側方向に皮弁をデザインする．皮弁のデザインに合わせて，大腿動脈と上前腸骨棘の間に切開を置き，SCIA の深枝，浅枝，SCIV および穿通枝を同定しておく．

皮弁の挙上は，遠位側から浅筋膜のレイヤーで行っていく．ASIS に近づいていくに従い，深筋膜の上側もしくは下側で挙上していく．ASIS 付近では dominant な穿通枝が皮弁に含まれるよう慎重な操作が必要となる．縫工筋の筋膜を一部含めるように挙上することで，深枝を簡単に皮弁に含めることができるようになる．血管の剝離操作では，血管をむき出しにせず，脂肪織が一層血管にまとわりつくように挙上することが，血管の攣縮を防ぐ意味で重要である．無血野で手術を進めていくことも同様に攣縮防止に重要である．SCIA は他の皮弁と比べて細いため，攣縮によって容易に見えなくなることがあり，注意が必要である．

血管茎の長さが必要な場合は，SCIA の近位部の剝離が必要である．SCIA 近位部は血管の枝分かれが多く，またリンパ節から容易に出血するため，剝離が難しい．近位部の結紮を二重に行い，大腿動脈からの出血が起こらないように気を付ける．

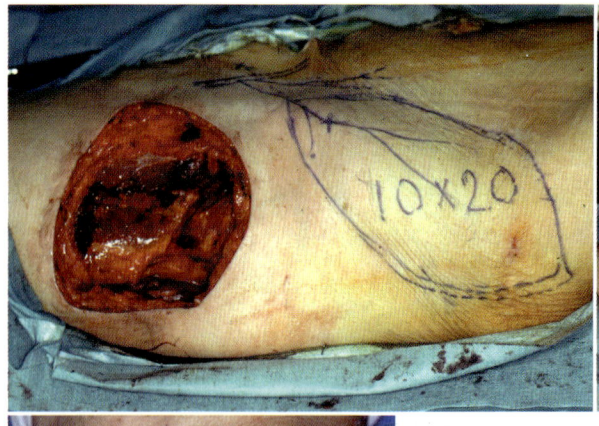

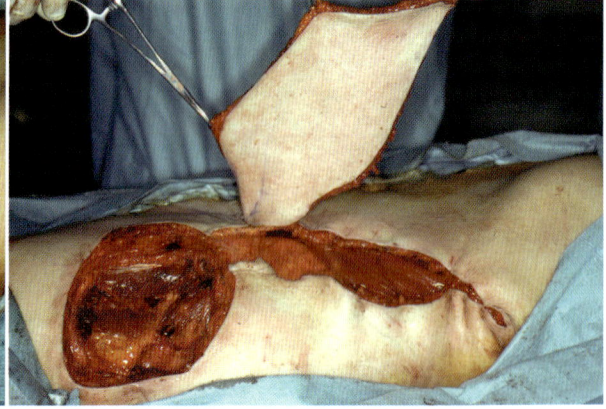

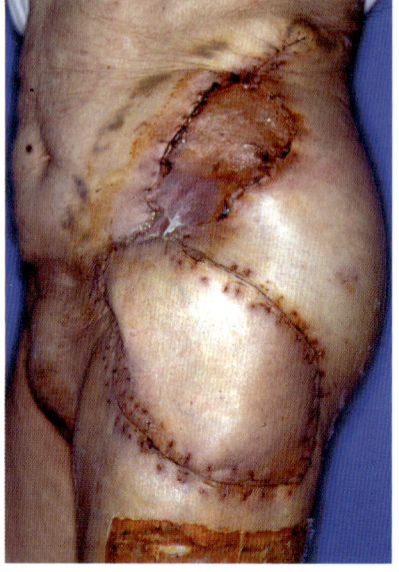

図 4.
症例 1：77 歳，女性
　a：欠損部と皮弁のデザイン．上前腸骨棘よりも外側にデザインし，SCIA 本幹は皮弁に含めていない．
　b：皮弁を挙上したところ．皮弁は SCIA の穿通枝のみで挙上されている．
　c：皮弁は完全に生着した．ドナーは分層植皮により被覆された．
(77 y/o, female. Pedicled SCIP flap for coverage of thigh defect)

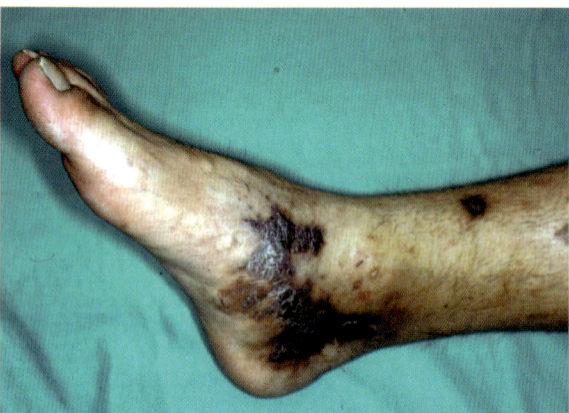

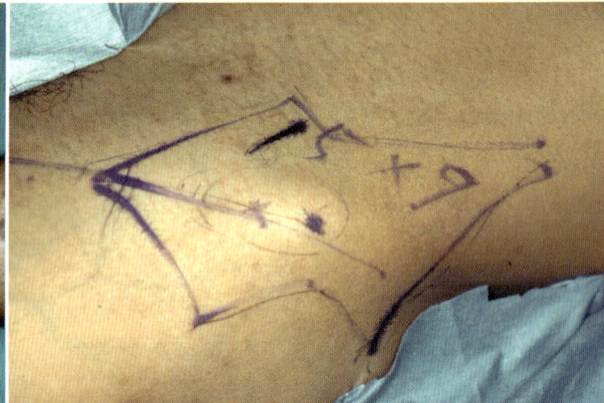

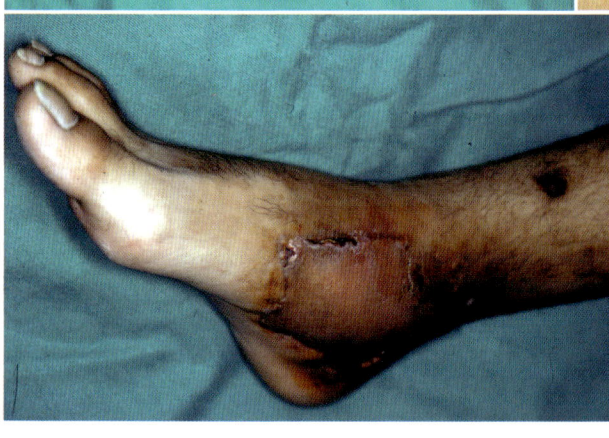

図 5.
症例 2：26 歳，男性
　a：右足内側の AVM
　b：左鼠径部に 15×9 cm の皮弁をデザイン
　c：皮弁は完全に生着した．
(26 y/o, male. Free SCIP flap for coverage after resection of AVM)

四肢への SCIP flap の使用

小〜中規模の四肢の再建に用いる皮弁として，ドナーの犠牲の少なさから考えると SCIP flap は第一選択肢になると言える．大きな欠損に関しては，TAP（thoracodorsal artery perforator）flap や ALT flap が適していると言える．前述の通り，SCIP flap には様々なコンポーネントを含めることができ，骨や神経やリンパ節を含めた複雑な再建ができる．近くには SIEA があり，TAP や ALT と組み合わせて使うこともでき，大きな欠損や複雑な形の欠損にも対応できると言える．

症　例

症例 1：77 歳，女性．左の大腿外側の再発脂肪肉腫

大腿筋膜張筋を含んで切除が行われ，SCIA の深枝から立ち上がる穿通枝のみを血管茎とする 20×10 cm の島状 SCIP flap が欠損部に移植された．ドナー部は分層植皮にて被覆された．皮弁は完全に生着し，腫瘍の再発もなかった（図 4）．

症例 2：26 歳，男性．右足内側の動静脈奇形（arteriovenous malformation；AVM）

蜂窩織炎を頻回に起こし，強い疼痛を右足に生じていた．AVM の完全切除をした後に，左側から 15×9 cm の SCIP flap を挙上した．SCIA の深枝と伴走静脈を皮弁の血管として用い，内側足根動静脈と血管吻合を行った．

術後経過は良好で，合併症は起こらなかった．術後 4 か月経過時点では，AVM の再発はなく，疼痛の出現も認めていない（図 5）．

まとめ

SCIP flap はドナーの犠牲が少なく，扱いやすい皮弁であり，利用価値は非常に高い．今後は，ALT 皮弁や DIEP 皮弁のようにより一般的に使われるようになると考えられるが，使いこなすためには解剖学的変異を熟知しておくことと，細い血管を剝離，吻合する技術が不可欠になる．

参考文献

1) Koshima, I., Nanba, Y., Tsutsui, T., et al.：Superficial circumflex iliac artery perforator flap for reconstruction of limb defects. Plast Reconstr Surg. **113**：233-240, 2004.
2) Kimata, Y., Uchiyama, K., Ebihara, S., et al.：Anatomic variations and technical problems of the anterolateral thigh flap：a report of 74 cases. Plast Reconstr Surg. **102**(5)：1517-1523, 1998.
3) Koshima, I., Soeda, S.：Inferior epigastric artery skin flaps without rectus abdominis muscle. Br J Plast Surg. **42**(6)：645-648, 1989.
4) Sinna, R., Hajji, H., Qassemyar, Q., et al.：Anatomical background of the perforator flap based on the deep branch of the superficial circumflex iliac artery (SCIP Flap)：a cadaveric study. Eplasty. **10**：e11, 2010.
5) Daniel, R. K., Taylor, G. I.：Distant transfer of an island flap by microvascular anastomoses. A clinical technique. Plast Reconstr Surg. **52**：111-117, 1973.
6) Narushima, M., Yamasoba, T., Iida, T., et al.：Supermicrosurgical reconstruction for congenital aural atresia using a pure skin perforator flap：concept and long-term results. Plast Reconstr Surg. **131**(6)：1359-1366, 2013. doi：10.1097/PRS.0b013e31828bd466.
7) Iida, T., Mihara, M., Narushima, M., et al.：A sensate superficial circumflex iliac perforator flap based on lateral cutaneous branches of the intercostal nerves. J Plast Reconstr Aesthet Surg. **65**：538-540, 2012. Epub 2011 Sep 22.

FAXによる注文・住所変更届け

改定：2012年9月

　毎度ご購読いただきましてありがとうございます．
　読者の皆様方に小社の本をより確実にお届けさせていただくために，FAXでのご注文・住所変更届けを受けつけております．この機会に是非ご利用ください．

◇ご利用方法
　FAX専用注文書・住所変更届けは，そのまま切り離してFAX用紙としてご利用ください．また，注文の場合手続き終了後，ご購入商品と郵便振替用紙を同封してお送りいたします．**代金が5,000円をこえる場合，代金引換便とさせて頂きます．**その他，申し込み・変更届けの方法は電話，郵便はがきも同様です．

◇代金引換について
　本の代金が5,000円をこえる場合，代金引換(ヤマト運輸)とさせて頂きます．配達員が商品をお届けした際に，現金またはクレジットカード・デビットカードにて代金を配達員にお支払い下さい(本の代金＋消費税＋送料)．（※年間定期購読と同時に5,000円をこえるご注文を頂いた場合は代金引換とはなりません．郵便振替用紙を同封して発送いたします．代金後払いという形になります．送料は定期購読を含むご注文の場合は頂きません）

◇年間定期購読のお申し込みについて
　年間定期購読は，1年分を前金で頂いておりますため，代金引換とはなりません．郵便振替用紙を本と同封または別送いたします．送料無料，また何月号からでもお申込み頂けます．
　毎年末，次年度定期購読のご案内をお送りいたしますので，定期購読更新のお手間が非常に少なく済みます．

◇住所変更届けについて
　年間購読をお申し込みされております方は，その期間中お届け先が変更します際，必ずご連絡下さいますようよろしくお願い致します．

◇取消，変更について
　取消，変更につきましては，お早めにFAX，お電話でお知らせ下さい．
　返品は，原則として受けつけておりませんが，返品の場合の郵送料はお客様負担とさせていただきます．その際は必ず小社へご連絡ください．

◇ご送本について
　ご送本につきましては，ご注文がありましてから約1週間前後とみていただきたいと思います．お急ぎの方は，ご注文の際にその旨をご記入ください．至急送らせていただきます．2～3日でお手元に届くように手配いたします．

◇個人情報の利用目的
　お客様から収集させていただいた個人情報，ご注文情報は本サービスを提供する目的(本の発送，ご注文内容の確認，問い合わせに対しての回答等)以外には利用することはございません．

　その他，ご不明な点は小社までご連絡ください．

株式会社　全日本病院出版会　〒113-0033 東京都文京区本郷3-16-4-7F
電話03(5689)5989　FAX03(5689)8030　郵便振替口座 00160-9-58753

FAX専用注文書

皮膚・形成 1411

年　月　日

PEPARS　年間定期購読申し込み（送料弊社負担）	
☐ 2015年1月～12月（No.97～108；年間12冊）（定価41,040円）	
☐ バックナンバー No：	
☐ PEPARS No.87　眼瞼の美容外科 手術手技アトラス（定価5,400円）	冊
☐ PEPARS No.75　ここが聞きたい！顔面のRejuvenation―患者さんからの希望を中心に―（定価5,400円）	冊
☐ PEPARS No.63　日常形成外科診療における私の工夫（定価5,400円）	冊
☐ PEPARS No.51　眼瞼の退行性疾患に対する眼形成外科手術（定価5,400円）	冊
Monthly Book Derma.　年間定期購読申し込み（送料弊社負担）	
☐ 2015年1月～12月（No.226～238；年間13冊）（定価40,716円）	
☐ バックナンバー No：	
☐ MB Derma. No.223　理路整然 体系化ダーモスコピー（定価5,184円）	冊
☐ MB Derma. No.216　初歩から学べる皮膚科検査の実際（定価5,832円）	冊
☐ MB Derma. No.209　美容皮膚診療の工夫―わたしはこうしている―（定価5,832円）	冊
Monthly Book OCULISTA　年間定期購読申込み（送料弊社負担）	
☐ 2015年1月～12月（No.22～No.33；計12冊）（定価38,880円）	
☐ 超アトラス眼瞼手術―眼科・形成外科の考えるポイント―（定価10,584円）**新刊**	冊
☐ 実践アトラス 美容外科注入治療（定価8,100円）**新刊**	冊
☐ 見逃さない！骨・軟部腫瘍外科画像アトラス（定価6,480円）**新刊**	冊
☐ パフォーマンスＵＰ！運動連鎖から考える投球障害（定価4,212円）	冊
☐ 医療・看護・介護のための睡眠検定ハンドブック（定価3,240円）	冊
☐ イチからはじめる美容医療機器の理論と実践（定価6,480円）	冊
☐ 見落とさない！見間違えない！この皮膚病変（定価6,480円）	冊
☐ アトラスきずのきれいな治し方 改訂第二版（定価5,400円）	冊
☐ 図説 実践手の外科治療（定価8,640円）	冊
☐ 腋臭症・多汗症治療実践マニュアル（定価5,832円）	冊
☐ 匠に学ぶ皮膚科外用療法（定価7,020円）	冊
☐ 使える皮弁術―適応から挙上法まで―上巻（定価12,960円）	冊
下巻（定価12,960円）	冊
☐ 目で見る口唇裂手術（定価4,860円）	冊
☐ 多血小板血漿（PRP）療法入門（定価4,860円）	冊
☐ 瘢痕・ケロイド治療ジャーナル　No.	

お名前	フリガナ 　　　　　　　　　　　　　印	診療科
ご送付先	〒　－　　　　　　　　　　　　　　　　　　　　　　　　　　　☐自宅　☐お勤め先	
電話番号		☐自宅 ☐お勤め先

バックナンバー・書籍合計5,000円以上のご注文は代金引換発送になります

―お問い合わせ先―
㈱全日本病院出版会営業部
電話 03(5689)5989

FAX 03(5689)8030

年　月　日

住所変更届け

お名前	フリガナ		
お客様番号			毎回お送りしています封筒のお名前の右上に印字されております8ケタの番号をご記入下さい。
新お届け先	〒　　　　都道府県		
新電話番号	（　　　）		
変更日付	年　月　日より		月号より
旧お届け先	〒		

※ 年間購読を注文されております雑誌・書籍名に✓を付けて下さい。
- ☐ Monthly Book Orthopaedics （月刊誌）
- ☐ Monthly Book Derma. （月刊誌）
- ☐ 整形外科最小侵襲手術ジャーナル （季刊誌）
- ☐ Monthly Book Medical Rehabilitation （月刊誌）
- ☐ Monthly Book ENTONI （月刊誌）
- ☐ PEPARS （月刊誌）
- ☐ Monthly Book OCULISTA （月刊誌）

FAX 03-5689-8030

全日本病院出版会行

PEPARS バックナンバー

2007 年
- No. 14 縫合の基本手技 【増大号】
  編集／山本有平

2010 年
- No. 37 穿通枝皮弁マニュアル 【増大号】
  編集／木股敬裕
- No. 40 手の外傷
  編集／石川浩三
- No. 41 褥瘡治療のチームアプローチ
  編集／川上重彦
- No. 43 眼瞼形成手技―私の常用する手技のコツ―
  編集／吉村陽子
- No. 44 爪治療マニュアル
  編集／大西 清
- No. 45 アンチエイジング美容医療 最前線
  編集／青木 律
- No. 46 体表悪性腫瘍の部位別治療戦略
  編集／橋本一郎
- No. 48 日本のフットケア・下肢救済に必要な医療
  編集／上村哲司

2011 年
- No. 49 口唇部周囲の組織欠損
  編集／四ッ柳高敏
- No. 51 眼瞼の退行性疾患に対する眼形成外科手術 【増大】
  編集／村上正洋・矢部比呂夫
- No. 52 乳房再建術 私の方法
  編集／矢野健二
- No. 53 胸壁・腹壁欠損の再建
  編集／小林誠一郎
- No. 54 形成外科手術 麻酔パーフェクトガイド
  編集／渡辺克益
- No. 57 下肢組織欠損の修復
  編集／田中克己
- No. 58 Local flap method
  編集／秋元正宇
- No. 59 会陰部周囲の形成外科
  編集／光嶋 勲
- No. 60 悪性腫瘍切除後の頭頸部再建のコツ
  編集／櫻庭 実

2012 年
- No. 61 救急で扱う顔面外傷治療マニュアル
  編集／久徳茂雄
- No. 62 外来で役立つ にきび治療マニュアル
  編集／山下理絵
- No. 63 日常形成外科診療における私の工夫
  ―術前・術中編― 【増大号】
  編集／上田晃一
- No. 64 いかに皮弁をきれいに仕上げるか―私の工夫―
  編集／村上隆一
- No. 65 美容外科的観点から考える口唇口蓋裂形成術
  編集／百束比古
- No. 66 Plastic Handsurgery 形成手外科
  編集／平瀬雄一
- No. 67 ボディの美容外科
  編集／倉片 優
- No. 68 レーザー・光治療マニュアル
  編集／清水祐紀
- No. 69 イチから始めるマイクロサージャリー
  編集／上田和毅
- No. 70 形成外科治療に必要なくすりの知識
  編集／宮坂宗男
- No. 71 血管腫・血管奇形治療マニュアル
  編集／佐々木 了
- No. 72 実践的局所麻酔―私のコツ―
  編集／内田 満

2013 年
- No. 73 形成外科における MDCT の応用
  編集／三鍋俊春
- No. 74 躯幹の先天異常治療マニュアル
  編集／野口昌彦
- No. 75 ここが知りたい！顔面の Rejuvenation
  ―患者さんからの希望を中心に― 【増大号】
  編集／新橋 武
- No. 76 Oncoplastic Skin Surgery―私ならこう治す！
  編集／山本有平
- No. 77 脂肪注入術と合併症
  編集／市田正成
- No. 78 神経修復法―基本知識と実践手技―
  編集／柏 克彦
- No. 79 褥瘡の治療 実践マニュアル
  編集／梶川明義
- No. 80 マイクロサージャリーにおける合併症とその対策
  編集／関堂 充
- No. 81 フィラーの正しい使い方と合併症への対応
  編集／征矢野進一
- No. 82 創傷治療マニュアル
  編集／松崎恭一
- No. 83 形成外科における手術スケジュール
  ―エキスパートの周術期管理―
  編集／中川雅裕
- No. 84 乳房再建術 update
  編集／酒井成身

2014 年
- No. 85 糖尿病性足潰瘍の局所治療の実践
  編集／寺師浩人
- No. 86 爪―おさえておきたい治療のコツ―
  編集／黒川正人
- No. 87 眼瞼の美容外科 手術手技アトラス 【増大号】
  編集／野平久仁彦
- No. 88 コツがわかる！形成外科の基本手技
  ―後期臨床研修医・外科系医師のために―
  編集／上田晃一
- No. 89 口唇裂初回手術
  ―最近の術式とその中期的結果―
  編集／杠 俊介
- No. 90 顔面の軟部組織損傷治療のコツ
  編集／江口智明
- No. 91 イチから始める手外科基本手技
  編集／高見昌司
- No. 92 顔面神経麻痺の治療 update
  編集／田中一郎
- No. 93 皮弁による難治性潰瘍の治療
  編集／亀井 譲
- No. 94 露出部深達性熱傷・後遺症の手術適応と治療法
  編集／横尾和久

各号定価 3,240 円。但し、No. 14, 37, 51, 63, 75, 87 は増大号のため、定価 5,400 円。
2015 年定期購読料（通常号 11 冊、増大号 1 冊）41,040 円
（2014 年 11 月現在）
本頁に掲載されていないバックナンバーにつきましては、弊社ホームページ（http://www.zenniti.com）をご覧下さい。

click
全日本病院出版会　検索

次号予告

口蓋裂の初回手術マニュアル
―コツと工夫―

No.96（2014年12月号）

編集／昭和大学准教授　　　　　土佐泰祥

Furlow 法による初回口蓋形成術
　―口蓋裂幅が広い症例に対する
　コツと私の工夫―……………小林　眞司
Furlow 法による口蓋裂初回形成術
　―コツと中長期観点からの私の
　工夫―…………………………宇田川晃一
Furlow 法による口蓋裂初回形成術
　―裂幅の広い場合のコツと留意
　点―……………………………宮田　昌幸ほか
Two-flap 変法による口蓋裂初回
　形成術―コツと工夫―………土佐　泰祥ほか
頬筋粘膜弁による軟口蓋鼻腔側
　延長を併用した Two-Flap
　Palatoplasty …………………藤田　研也ほか
Pushback 法による口蓋裂初回
　形成術―コツと中長期的観点
　での工夫―……………………河合　勝也

様々な術式を組み合わせた
　PUSHBACK 法……………木村　得尚
一期法による口蓋裂初回形成術
　―コツと中長期的視野にたつ
　私の工夫―……………………長西　裕樹
Intravelar Veloplasty 法による
　口蓋裂初回形成術―コツと私の
　工夫―…………………………朴　　修三
Perko 法による二段階口蓋形成
　術　続法………………………内山　健志ほか

掲載広告一覧

南江堂　前付 6

編集顧問：栗原邦弘　東京慈恵会医科大学前教授
　　　　　中島龍夫　慶應義塾大学名誉教授
編集主幹：百束比古　日本医科大学教授
　　　　　光嶋　勲　東京大学教授
　　　　　上田晃一　大阪医科大学教授

No. 95　編集企画：
　　光嶋　勲　東京大学教授

PEPARS No. 95

2014年11月10日発行（毎月1回10日発行）
定価は表紙に表示してあります．
Printed in Japan

© ZEN・NIHONBYOIN・SHUPPANKAI, 2014

発行者　　末　定　広　光
発行所　　株式会社　全日本病院出版会
　〒113-0033　東京都文京区本郷3丁目16番4号
　　電話（03）5689-5989　Fax（03）5689-8030
　　郵便振替口座 00160-9-58753
印刷・製本　三報社印刷株式会社　　　電話（03）3637-0005
広告取扱店　㈱日本医学広告社　　　　電話（03）5226-2791

・本誌に掲載する著作物の複製権・翻訳権・上映権・譲渡権・公衆送信権（送信可能化権を含む）は株式会社全日本病院出版会が保有します．
・JCOPY ＜(社)出版者著作権管理機構　委託出版物＞
本誌の無断複写は著作権法上での例外を除き禁じられています．複写される場合は，そのつど事前に，(社)出版者著作権管理機構（電話 03-3513-6969，FAX 03-3513-6979，e-mail: info@jcopy.or.jp）の許諾を得てください．
・本誌をスキャン，デジタルデータ化することは複製に当たり，著作権法上の例外を除き違法です．代行業者等の第三者に依頼して同行為をすることも認められておりません．